Wenn der Po Hilfe braucht

»Aber zugleich plagten ihn die Hämorrhoiden,
bei denen der von ihnen ausgehende Schmerz den König
zu steifer und ständig aufrechter Haltung zwang,
was jedoch harmonisch mit der Würde seiner Auftritte
korrespondierte.«

Uwe Schultz
über Ludwig den XIV. in *Der Herrscher von Versailles*

Priv.-Doz. Dr. med. Peter C. Ambe

WENN DER PO HILFE BRAUCHT

Expertenrat bei Beschwerden in der Tabuzone

südwest

Inhalt

Vorwort

Während meiner beruflichen Tätigkeit konnte ich sehr viel Erfahrung mit verschiedenen Krankheiten sammeln, und nach meiner Spezialisierung im Bereich »Koloproktologie« habe ich ein großes Vertrauensverhältnis zu Patienten mit proktologischen Krankheitsbildern aufgebaut. Wer wie ich in diesem Bereich arbeitet, lernt viele Patienten kennen, die nicht nur an den körperlichen Symptomen leiden, sondern auch darunter, dass es nicht genügend öffentliche und leicht erreichbare Informationen über ihr Krankheitsbild gibt. Viele von ihnen wären dankbar gewesen, wenn sie durch ein entsprechendes Aufklärungs- und Informationsangebot die Möglichkeit gehabt hätten, ihr Leiden rechtzeitig zu vermindern und schneller wieder eine bessere Lebensqualität erreichen zu können.

Mit diesem Problem werde ich fast täglich konfrontiert. Oft wäre es für einen Patienten besser gewesen, sich früher um Hilfe zu bemühen. Der Mangel an Informationen über die Krankheit und die Behandlungsmöglichkeiten aber führt dazu, dass viele Patienten sich erst spät mit ihren Problemen an mich, den Spezialisten, wenden.

Deshalb habe ich dieses Buch geschrieben. Mit meiner Erfahrung bei der Behandlung von Patienten, die proktologische Probleme haben, will ich dazu beitragen, diesen Menschen ein Stück weit ihre Sorgen und Ängste zu nehmen. Ich will sie informieren und sie dazu ermuntern, sich im Zweifelsfall einem erfahrenen Arzt anzuvertrauen.

Priv.-Doz. Dr. Peter Ambe, MHBA

Einführung

Alles fing für mich mit einer Frucht an. Sie fragen sich vielleicht, wie es dazu kam, dass nach einem sechsjährigen Medizinstudium eine Frucht den Grundstein für meine medizinische Fachrichtung legte. Das war so:

In meinem ersten Assistenzarztjahr, als ich dachte, alles schon gut zu beherrschen, hatte ich eines Tages ein besonderes Erlebnis. Und dieses Erlebnis brachte mich auf den Gedanken, eine Fachrichtung einzuschlagen, die ich bis dahin nicht auf dem Radar hatte. An jenem verregneten Montag stellte sich ein junger, gut gebauter 47-jähriger Mann mit unbestimmten Beschwerden vor. Interessanterweise wollte dieser Mann nicht mit einer Krankenschwester sprechen. Ein Arzt musste her, und es sollte doch bitte ein Arzt und keine Ärztin sein.

Als ich den Anruf erhielt, dass der besagte Patient in der Notaufnahme warten würde, hatte ich gerade keine Zeit, weil ich mit einem anderen Patienten beschäftigt war. Als ich schließlich in die Ambulanz kam, wartete der junge Mann stehend auf mich. Ich bat ihn aus Höflichkeit, Platz zu nehmen. Das wollte er auf keinen Fall und bat mich um ein Gespräch unter vier Augen. Als wir allein im Behandlungszimmer waren, wollte er weiterhin stehen. Ich fragte ihn, ob er Schmerzen habe, was er sofort bejahte. Wo genau es ihm denn wehtue? Er zeigte zögernd auf seinen Rücken. Zuerst dachte ich an Rückenschmerzen und wollte seinen Rücken untersuchen, aber er schüttelte den Kopf. Er sagte: »Nicht da«, und deutete mit dem Finger in Richtung Po. Okay, nun wusste ich: Die Schmerzen befanden sich in oder an seinem Po. Ich fragte genauer nach und er gab an, dass er in seinem Po Schmerzen habe. Im Geist ging ich typische Beschwerden durch. Als Erstes dachte ich an Hämorrhoiden.

»Gut«, sagte ich, »dann ziehen Sie mal die Hose aus, damit ich mir das anschauen kann.« Der Patient zögerte; ich merkte, dass es ihm sehr unangenehm war – was keine ungewöhnliche Reaktion ist, wenn es um das Freimachen der intimen Bereiche geht. Also versuchte ich, mit ein bisschen Small Talk das Eis zu brechen. Ich fragte ihn, was er beruflich machen würde, und er erzählte, dass er vor ein paar Monaten seinen Job verloren habe und jetzt auf der Suche nach etwas Neuem sei. Er fragte mich, wie lange ich schon im Beruf sei, woraufhin ich ihm sagte, dass ich zwar frisch von der Uni käme und mich im ersten Assistenzarztjahr befinde, er sich aber keine Sorge machen müsse, denn schließlich habe ich schon viel gesehen und würde meine Bücher auswendig kennen. Das fand er lustig und die Atmosphäre entspannte sich deutlich. Trotzdem bat er mich, mit einem erfahreneren Arzt sprechen zu können.

Da sich der Oberarzt aber in einer Operation befand, musste ich ihm sagen, dass er sich in diesem Fall noch einige Zeit gedulden müsse. Daraufhin stimmte er doch zu, dass ich die Untersuchung durchführen könne, und er offenbarte mir, dass er sich einen Fremdkörper eingeführt habe. Ich war überrascht und fragte nach, wo sich der Fremdkörper exakt befände, denn so etwas war mir nun doch noch nicht untergekommen. Er zeigte ganz verlegen auf seinen Po. Ich hakte wieder nach: Ob er sich einen Fremdkörper in den Analgang eingeführt habe? Er nickte und die Röte stieg ihm ins Gesicht. Vor mir stand also ein gestandener Mittvierziger, gut gebaut und gut aussehend, der sich einen Fremdkörper in den Hintern geschoben hatte, wo er sich offensichtlich noch befand und Schmerzen verursachte. Das verlangte nach weiteren Fragen: Was ist das für ein Gegenstand? Welche physikalische Eigenschaft hat er: spitz, stumpf, scharf, kantig? Wie lange befindet sich der Gegenstand schon im Po? Wurde er mit oder ohne Hilfe eingeführt, mit oder ohne Gleitmittel? Hat es dabei wehgetan? Ist dabei oder danach etwas rausgekommen? Hat es geblutet? Ist irgendetwas noch zusätzlich hineingekommen? ... Diese Fragen kamen wie aus der Pistole geschossen, was den Patienten heillos überforderte. Also wiederholte ich sie langsam. Als Erstes erfuhr ich, dass es sich um eine Frucht handelt. Okay, sagte ich, und um was für eine Frucht? Aber der Patient wusste in diesem Moment nicht mal mehr, wie das Ding heißt. Die Scham, die Peinlichkeit der Situation und die Schmerzen hatten ihn in eine Art retrograde Amnesie versetzt, er war in einem Zustand des kurzfristigen Gedächtnisverlustes. Er wusste zwar nicht mehr, wie die Frucht heißt, aber er hatte sie im Supermarkt gekauft und sich selbst hineingeführt. Allein. Und auf die wichtigste Frage, wann das war, sagte er: »Vor zwei Tagen.« – »Am Freitagabend«, präzisierte er. Ich musste mit den Fingern zählen: Freitagabend, Samstagabend, Sonntagabend. Und ich dachte nur: Oh mein Gott, jetzt ist Holland in Not.

Ich bat den Patienten, sich hinzulegen, und erklärte ihm, dass ich ihn untersuchen würde. Zuerst habe ich den Bauch abgetastet; er war ein bisschen gebläht, aber nicht schmerzempfindlich. Dann bat ich den Patienten, sich auf die linke Seite zu drehen, damit ich seinen After abtasten konnte. Nun erklärte ich ihm, dass ich jemanden für die Untersuchung dazuholen müsse, der mir bei der Untersuchung hilft, woraufhin er panisch fragte, ob es einen Pfleger in der Nähe gäbe. Er wollte auf keinen Fall, dass eine Frau dazukommt. Bedauerlicherweise hatten wir nur Schwestern im Dienst, aber ich bot ihm an, dass ich eine Decke über ihn lege, sodass er nicht so entblößt daläge. Er überwand sich zu einem Einverständnis. Also rief ich eine Schwester in das Untersuchungszimmer. Dann kam Vaseline ins Spiel, viel Vaseline, denn ein alter Spruch unter Proktologen lautet: »Wer gut schmiert, fährt gut.«

Mit dem kleinen Finger tastete ich einen Weg voran. Schnell gelangte ich über den unter Spannung stehenden Schließmuskel in den Analgang, wo sich knapp oberhalb des Schließmuskels ein Fremdkörper ertasten ließ. Mit dem kleinen Finger konnte ich keinen ausreichenden Tasteindruck gewinnen; ich erklärte dem Patienten, dass ich den Zeigefinger verwenden müsste. Das schien mir kein Problem, denn schließlich war das, was ich dort erfühlt hatte, deutlich größer als mein Finger. Trotzdem schaute mich der Patient erschrocken und skeptisch an, bevor er zustimmte. Erneut stieß ich gegen den Fremdkörper, den ich immer noch nicht identifizieren konnte. Ich versuchte, mit dem Finger den Gegenstand zu umfahren. Dabei hatte ich das Gefühl, etwas Kreisrundes zu ertasten. Mir kam der Gedanke, dass ich mit zwei Fingern den Gegenstand fassen und dann herausziehen könnte. Also erklärte ich dem Patienten, dass ich diesen Versuch unternehmen würde. Im ersten Augenblick riss er erschrocken die Augen weit auf, nickte dann aber und stimmte resigniert zu. Ich führte vorsichtig zwei Finger ein, und in diesem Augenblick schrie der Patient auf. So kam ich also nicht weiter. Nun bot ich dem Patienten an, ihn in einer kurzen Narkose zu untersuchen und dabei den Fremdkörper zu entfernen. Er stimmte zu und wurde von der Schwester zur Operation vorbereitet.

Wie hat er sich geschämt! Er musste sich umziehen, die OP-Kleidung anziehen, und dann kam auch noch eine Anästhesistin zur Aufklärung über die Narkose. Ich erklärte ihm, wie ich den Eingriff durchführen wollte. Der Schließmuskel, so hoffte ich, würde sich durch die Narkose entspannen und ich könnte den Fremdkörper im besten Fall herausziehen. Allerdings musste ich den Patienten auch über den schlimmsten Fall aufklären: dass der Bauch aufgeschnitten, der Darm geöffnet und vorübergehend ein künstlicher Darmausgang angelegt werden müsste.

Der Patient war so überfordert und verängstigt, dass es noch ein langes Gespräch gebraucht hat, bis er der Narkose und der Operation schließlich zustimmte. Doch es gab keine Alternative, und er sah das irgendwann auch ein. In der Untersuchung während der Narkose fanden wir dann das Unfassbare. Was das war, verrate ich Ihnen später.

Das war die Erfahrung, die den Grundstein für meine Karriere gelegt hat. Nach einem umfangreichen und eingehenden Studium war ich in der medizinischen Praxis angekommen und hatte eine Ahnung davon bekommen, welch komplexe Auswirkungen eine kleine Handlung haben kann. Von da an habe ich mich intensiv dem Bereich gewidmet, den man in der Fachsprache »Proktologie« nennt.

Die Proktologie

Haben Sie schon einmal den Fachbegriff »Proktologie« gehört? Die Proktologie ist eine Fachrichtung, die sich mit Enddarm- und Analerkrankungen beschäftigt. In der überwiegenden Mehrzahl der Fälle wird die Proktologie von Viszeralchirurgen (Bauch- und Eingeweidechirurgen) praktiziert. Eine weitere Fachrichtung, die sich mit der Ausübung der Proktologie beschäftigt, ist die Gastroenterologie (Internisten mit Spezialisierung für Magen-Darm-Krankheiten). Aber auch alle anderen Fachärzte können die Qualifikation für die Proktologie erwerben, denn sie ist keine eigenständige Facharztqualifikation, sondern bezeichnet lediglich eine zusätzliche Spezialisierung. Da jeder Arzt nach der Approbation ohne wesentliche Einschränkung Medizin praktizieren darf, kann die Bezeichnung »Proktologe« beziehungsweise »Proktologin« von jedem Facharzt erworben werden.

Wie erwirbt man die Zusatzbezeichnung Proktologie?

Damit Sie einen Eindruck davon bekommen, was hinter dieser Bezeichnung steckt, welche theoretischen und praktischen Erfahrungen ein Arzt sammelt und welche Prüfungen er absolvieren muss, gebe ich Ihnen hier einen kleinen Überblick über die Ausbildung zum Proktologen.

Die Ausbildung dauert in der Regel zwölf Monate. Als Facharzt kann man diese Zusatzqualifikation erwerben, wenn man eine Mindestanzahl proktologischer Eingriffe unter Anleitung und auch selbstständig durchgeführt hat. Das sind Eingriffe, die im Rahmen der Behandlung von Hämorrhoiden, von Abszessen und Geschlechtskrankheiten, von chronisch-entzündlichen Darmerkrankungen im Po-Bereich sowie von Erkrankungen des Enddarms wie eines Prolapses (Darmvorfall; was das ist, erkläre ich

Ihnen im Kapitel »Prolaps – Hilfe, mir fällt was aus dem Po«, Seite 79) und auch bei Enddarm- und Mastdarmkrebs durchgeführt werden. Zusätzlich stehen eine Mindestanzahl an Untersuchungen im Pflichtenheft, vor allem Enddarm- und Dickdarmspiegelungen. Die Enddarmspiegelung heißt in der Fachsprache »Rektoskopie«.

Darüber hinaus muss man Ultraschalluntersuchungen, die sogenannte Endosonografie des Enddarms – auch »Mastdarm« genannt – durchgeführt haben und darin eine gewisse Expertise vorweisen können. Diese Eingriffe und Untersuchungen werden während der Ausbildung in einem Logbuch beziehungsweise Operationskatalog festgehalten und vom ausbildenden Proktologen kontrolliert und unterschrieben.

Hat man diese Voraussetzungen erfüllt, kann man sich für die Prüfung anmelden. Dafür braucht man eine Bescheinigung von seinem Ausbilder, dass man die Befähigung zum selbstständigen Ausüben der Proktologie hat. Die Zulassung zur Prüfung erfolgt durch die zuständige Ärztekammer, die Prüfung selbst durch zwei erfahrene Proktologen. Diese Kollegen prüfen das Wissen des angehenden Proktologen, indem ganz reale Krankheitsbilder und medizinische Szenarien durchgespielt werden. Wenn man diese Prüfung bestanden hat, darf man die Zusatzbezeichnung »Proktologie« führen beziehungsweise sich »Proktologe« oder »Proktologin« nennen, proktologische Eingriffe durchführen und mit entsprechender Genehmigung der Ärztekammer angehende Proktologen ausbilden. Aber – das hatte ich bereits erwähnt – Ärzte dürfen auch ohne diese Zusatzqualifikation proktologische Eingriffe durchführen.

Im angloamerikanischen Raum (zum Beispiel in den USA und in England) wird die Proktologie als Bestandteil der Darmchirurgie betrachtet. Hier bezeichnet man mit dem Begriff »Koloproktologie« ein Spezialgebiet, das sich mit der Chirurgie des Darms und der Proktologie beschäftigt. Auch hierzulande geht die Entwicklung erfreulicherweise in diese Richtung. Es entstehen zunehmend Subspezialitäten in den chirurgischen Kliniken, die sich hauptsächlich mit der Proktologie befassen.

Sie sehen: Ein auf Proktologie spezialisierter Arzt verdient Ihr Vertrauen und Sie sind mit Ihren Problemen in gut ausgebildeten und erfahrenen Händen.

Wie läuft eine proktologische Sprechstunde ab?

Nachfolgend stelle ich Ihnen kurz einen typischen Ablauf in meiner Sprechstunde dar. Das Wichtigste ist, dass ein Vertrauensverhältnis zwischen dem Patienten und dem Arzt entsteht. Der Patient beziehungsweise die Patientin muss sich sicher und geschützt fühlen; es muss ein Klima des Vertrauens herrschen, das es dem Hilfesuchenden erlaubt, uneingeschränkt über Ängste und Probleme sprechen zu können.

Meine Patienten sind für mich keine Fälle oder Krankheitsbilder, sondern Menschen mit individuellen Merkmalen und Eigenschaften. Ich achte ihre Persönlichkeit und ihre Befindlichkeiten. Beim Gespräch mit dem Patienten sitzen wir uns gegenüber, dadurch können wir auch nonverbal kommunizieren. Augenkontakt ist wichtig, und auch die Körperhaltung zeigt ja, wie wir uns fühlen, und das macht es leichter, aufeinander einzugehen.

In der Regel beginne ich mit einer offenen Frage, zum Beispiel »Wie kann ich Ihnen helfen?« oder »Was führt Sie zu mir?«. Dadurch hat der Patient die Möglichkeit, seine Beschwerden in eigenen Worten darzustellen. Meist weiß ich schnell, worauf das Ganze hinausläuft. Bei dem einen Patienten braucht man fünf Minuten, bei dem anderen 20 Minuten, aber immer nehme ich mir die Zeit, die ich brauche – und gebe auch meinen Patienten die Zeit, die sie brauchen.

Während der Patient spricht, mache ich mir Notizen, und wenn er mit der Schilderung fertig ist, fasse ich zusammen, was ich glaube verstanden zu haben. Dann frage ich noch mal nach, ob ich irgendetwas ausgelassen habe. Anhand der gesammelten Informationen formuliere ich zunächst eine Vermutung, die ich dem Patienten mitteile. Anschließend erkläre ich, welche Untersuchungen notwendig sind, um die vermutete Diagnose zu sichern. Die Untersuchungen werden kurz erläutert. Dabei wird auch die Notwendigkeit eines leeren, sauberen Enddarms angesprochen. Da die wenigsten Patienten vorbereitet kommen, was auch nicht erforderlich ist, bekommt der Patient in der Sprechstunde einen Einlauf.

Dazu geht der Patient zunächst in die Umkleidekabine, macht den Unterkörper frei und bindet sich eine Decke um. In manchen Praxen und Kliniken gibt es sogenannte Proktologiehosen: eine kurze Hose, die zwischen den Beinen eine Öffnung für die proktologische Untersuchung hat. Dann erhält der Patient den Einlauf und geht auf die Toilette, die er direkt vom Sprechzimmer aus erreichen kann.

Der Enddarm dient unter anderem der Speicherung des Stuhls bis zum Stuhlgang. Der Einlauf reizt nun den Enddarm und führt dazu, dass der Stuhl herausgedrückt wird. Da es eine Weile dauert, bis neuer Stuhl in den Enddarm nachrückt, bleibt dieser Bereich zwischenzeitlich leer. Der Sinn des Einlaufs also ist es, den Enddarm leer und sauber zu kriegen, damit er gut untersucht werden kann.

Die Erstuntersuchung

Die proktologische Untersuchung wird bevorzugt auf einem Proktologiestuhl durchgeführt, der ähnlich wie ein gynäkologischer Stuhl mit Beinschalen ausgestattet ist. Damit kann der Patient quasi in eine sitzende Position – etwa so, wie wenn er auf der Toilette sitzen würde – oder in eine halbwegs aufrechte Position gebracht werden, sodass eine Untersuchung optimal durchgeführt werden kann.

Wenn das nicht möglich ist, zum Beispiel bei Patienten, die die Beine nicht spreizen können, kann die Untersuchung auch in Seitenlage auf der Liege vorgenommen werden. Wichtig dabei ist, dass die Beine möglichst angezogen sind. Ich bitte den Patienten deshalb, die Knie so weit wie möglich zum Bauch zu ziehen. Der Po wird dadurch herausgedrückt, was die proktologische Untersuchung vereinfacht.

Unabhängig von der Untersuchungsposition (Stuhl oder Liege) gehe ich immer gleich vor. Ich erkläre meinen Patienten jeden Schritt der Untersuchung, bevor ich ihn durchführe. Zunächst taste ich den Rektalbereich aus; dazu schmiere ich reichlich Vaseline an den Darmausgang, damit keine Reibung entsteht. Beim Auftragen des Gleitgels nehme ich wahr, wie die Haut um den Po auf meine Berührung reagiert. Durch die Berührung wird nämlich ein Reflex ausgelöst und es kommt zu kleinen Zuckbewegungen im Po-Bereich. Damit weiß ich, dass kein Nervenschaden in diesem Bereich vorliegt.

Um den Po austasten zu können, wende ich einen Trick an und fordere den Patienten auf, tief in den Bauch einzuatmen und dann wie beim Stuhlgang zu pressen. Weshalb ich das mache? Ein Patient, der tief in den Bauch einatmet, kann diesen nicht gleichzeitig anspannen. Denn wenn ein Patient den Bauch anspannt, überträgt sich die Spannung auch auf den Po und mein untersuchender Finger würde gegen einen hohen Widerstand arbeiten, was für uns beide, den Patienten und mich, nicht angenehm wäre. Ebenso kann der Patient nicht gleichzeitig den Stuhl herauspressen und dabei den Po zukneifen. Genauso wenig, wie man beispielsweise gleichzeitig sprechen und schlucken kann.

Durch diese zwei Aktivitäten (Einatmen und Pressen) entsteht eine Entspannung am Schließmuskel, sodass ich den untersuchenden Finger ohne viel Widerstand in den Po einführen kann. Der Schließmuskel ist idealerweise so entspannt, wie es bei sonst wachen Patienten nicht besser sein kann. Dann informiere ich den Patienten, dass ich mit dem Abtasten beginne.

Beim unauffälligen Befund ist eine glatte und weiche Schleimhaut im Po-Kanal zu ertasten. Danach bitte ich den Patienten, einmal zu husten. Durch das Husten wird die Bauchmuskulatur zum Teil angespannt. Diese Spannung wirkt sich, wie oben beschrieben, auch auf den Schließmuskel aus und wird von meinem Finger wahrgenommen.

Nun bitte ich den Patienten, den Po zuzukneifen, als würde ein Pups kommen und er wolle nicht, dass er rauskommt. Danach weiß ich genau, ob der Schließmuskel des Patienten funktioniert und wie gut diese Funktion ist. Der Handschuh wird nach Rückzug des Fingers auf Blut inspiziert; meist findet man bei Patienten, die keine akute Erkrankung haben, kein Blut.

Diese einfache, aber wichtige Tastuntersuchung – die landläufig auch als »kleine Hafenrundfahrt« bezeichnet wird – ist durch keine Untersuchung mit irgendeinem Apparat zu ersetzen und ist damit ein zentraler Aspekt der Untersuchung.

Ein Patient, der die Untersuchung mit dem Finger wegen Schmerzen nicht toleriert, wird zunächst nicht weiter untersucht. Ich plane mit ihm eine Untersuchung in Narkose, denn er soll sich bei mir sicher fühlen und keine Angst vor Untersuchungen haben. Bisher habe ich es nicht ein einziges Mal erlebt, dass ein Patient die Untersuchung in Narkose abgelehnt hat. Im Gegenteil – viele wissen nicht, dass es diese Option gibt, und nehmen sie dankbar an.

Rektoskopie

Im nächsten Schritt führe ich eine Rektoskopie, also eine Enddarmspiegelung, durch. Dabei kommt ein kleines Gerät (Rektoskop) zum Einsatz, das heutzutage überwiegend aus Plastik besteht und zum einmaligen Gebrauch bestimmt ist.

Es ist kaum größer als ein Finger und wird – mit reichlich Vaseline bestrichen – in den Po eingeführt. Dann wird eine Lichtquelle hinzugefügt und eine Vorrichtung, mit der man Luft in den Darm pumpen kann. Luft wird deswegen in den Darm gepumpt, da im Normalzustand der leere Darm kollabiert ist, das heißt, er ist zusammengefallen wie ein Luftballon, aus dem die Luft entwichen ist. Will man also die Darmwand und die Schleimhaut sehen beziehungsweise beurteilen, muss Luft in den Darm gepumpt werden, damit sich der Darm weitet. Ich erkläre dem Patienten, dass er durch die Luft ein Blähungsgefühl (das manchmal ein bisschen unangenehm sein kann) bekommen könnte. Ich sage ihm, dass die eingefüllte Luft auch wieder raus muss. Wenn also Winde abgehen, er also pupsen muss, dann bin ich schuld und nicht der Patient – schließlich habe ich die Luft hineingepumpt. Beim Aufpumpen schiebe ich das Rektoskop vor und kann so die Schleimhaut beurteilen. Beim Rückzug des Rektoskops erfolgt eine erneute Beurteilung. Wenn die Möglichkeit besteht, mache ich Bilder, die ich mit dem Patienten anschließend bespreche. Anhand der Bilder bekommt der Patient ein besseres Verständnis über die Problematik, denn Bilder sagen mehr als tausend Worte.

Weitere Untersuchungen

Die bisher beschriebene Vorgehensweise gilt als Standarduntersuchung in der Proktologie; daneben gibt es noch ergänzende Untersuchungsmöglichkeiten. Sie werden von Fall zu Fall durchgeführt und sind abhängig von der zu klärenden Fragestellung.

Hierzu zählt beispielsweise die Ultraschalluntersuchung (Endosonografie) des Enddarms und des Schließmuskels. Bei einer proktologischen Untersuchung hilft das Ultraschallgerät, das in den Enddarm eingeführt wird, die Strukturen dort zu beurteilen. Diese Ultraschalluntersuchung muss bei jedem Patienten mit Krebs im mittleren und unteren Bereich des Enddarms durchgeführt werden. Damit lassen sich die Ausdehnung des Krebses in der Darmwand sowie ein möglicher Lymphknotenbefall feststellen. Das Gerät liefert die Grundlage für die Planung weiterer Behandlungsschritte, also ob beispielsweise eine Chemotherapie oder eine Bestrahlung vor einer Krebsoperation notwendig ist oder nicht.

Eine weitere Zusatzuntersuchung ist die sogenannte Analmanometrie, bei der die Funktion des Schließmuskels untersucht wird. Dazu wird eine Sonde in den Po eingeführt. Die Untersuchung des Schließmuskels mit dem Finger, wie ich sie schon beschrieben habe, ist subjektiv. Das bedeutet, dass der mit dem Finger erhobene Befund sich von Untersucher zu Untersucher unterscheiden kann. Mit der Analmanometrie besteht die Möglichkeit, die Funktion des Schließmuskels objektiv zu beurteilen. Nach meiner Erfahrung stimmen die Ergebnisse der Analmanometrie meistens mit dem Befund meiner Fingeruntersuchung überein.

Als eine weitere Untersuchungsmethode ist die Darmspiegelung zu nennen, obwohl sie nicht unbedingt zum proktologischen

Untersuchungsbereich gehört. Sie ist eine wichtige Ergänzung zum Ausschluss nicht augenscheinlicher Darmauffälligkeiten und sollte meiner Meinung nach vor proktologischen Operationen in Erwägung gezogen werden.

Die radiologische Bildgebung, also eine Röntgenaufnahme zum Beispiel mit der Computertomografie (CT) oder eine Kernspintomografie (MRT) kann die proktologische Diagnostik ebenfalls ergänzen. Insbesondere bei Patienten mit komplexen oder wiederkehrenden Fisteln stellt die Kernspintomografie für mich eine wertvolle Zusatzuntersuchung dar.

Schlussbesprechung

Nach Abschluss meiner Untersuchungen setze ich mich mit dem Patienten zusammen und bespreche mit ihm die Befunde. Auch mithilfe von Bildern oder Zeichnungen versuche ich alles zu erklären. Anschließend bespreche ich mit ihm die möglichen Therapieoptionen, sowohl die konservativen Optionen – also die Behandlung mit Medikamenten – als auch die Möglichkeit eines chirurgischen Eingriffs mit den jeweiligen Vor- und Nachteilen. Meistens bekommt der Patient eine Kopie meiner Zeichnung mit nach Hause. Patienten, bei denen eine operative Behandlung ins Auge gefasst wird, bekommen außerdem Informationsmaterial über den geplanten Eingriff und die damit verbundenen möglichen Risiken. Wenn das Krankheitsbild eine notfallmäßige Versorgung verlangt, findet der Eingriff in der Regel sehr zeitnah, meistens am gleichen Tag statt. Die meisten proktologischen Eingriffe werden jedoch geplant durchgeführt. Mit der beschriebenen Vorgehensweise habe ich in den letzten Jahren sehr gute Erfahrungen gemacht. Bei den Patienten, die sich mir anvertrauten, konnte ich große Behandlungserfolge erzielen, und so werde ich weiterhin meiner Linie treu bleiben.

Wenn der Po schmerzt

Welche Funktion, glauben Sie, haben Schmerzen? Zunächst einmal, und das ist ganz eindeutig, sind Schmerzen sehr unangenehme Reize. Und mit ihnen hat der Organismus ein wichtiges Hilfsmittel zur Hand – ein Signal, das Ihnen zeigt: Hier droht Gefahr!

Alarmzeichen in der Tabuzone

Der Schmerzreiz des Körpers ist ein Alarmzeichen, das ausgelöst wird, wenn Gefahr droht oder wenn es bereits zu einem Schaden gekommen ist. Man kennt das ja bei Kopfschmerzen, wenn man etwa am Vorabend zu tief ins Glas geschaut hat. Oder die Körpermitte meldet sich mit Bauchschmerzen, weil irgendein inneres Organ nicht in Ordnung ist. So funktioniert das auch mit dem Po. Wenn also dort ein Schaden entstanden ist oder zu entstehen droht, kann es ziemlich wehtun.

Während die meisten Menschen mit Kopf- oder Bauchschmerzen auch schon mal mitten in der Nacht ärztliche Hilfe aufsuchen, gehen Menschen mit Po-Schmerzen viel seltener zum Arzt. Die Frage ist, warum; das Kuriose dabei ist nämlich, dass diese Schmerzen manchmal höllisch sein können. Woher ich das weiß? Persönlich habe ich so gut wie keine Erfahrung mit Analschmerzen, doch behandle ich tagein, tagaus Patienten, die darunter leiden.

Deutliches Schmerzsignal

Als ich gerade damit begann, mich intensiv mit diesem Bereich – dem Analbereich also – zu beschäftigen, hatte ich einen Patienten, der das Idealbild eines Mannes war: muskulös gebaut, gesund aussehend, volle, schöne Haare und sehr sportlich. Dieser junge Mann hatte solche Schmerzen im Analbereich, dass er sich nicht setzen wollte und immer in Bewegung war. Er lief herum wie eine schwangere Frau, bei der die Wehen eingesetzt haben – es war ihm sehr deutlich anzusehen, dass er unter starken Schmerzen litt. Also untersuchte ich ihn erst, nachdem ich ihm Schmerzmittel gegeben hatte, und behandelte ihn anschließend.

Am nächsten Tag war er überglücklich, weil er von seinen Schmerzen befreit war. Ich sagte ihm, dass ich nicht genau nachvollziehen könnte, wie stark diese Schmerzen waren, und da fragte er mich, ob ich schon mal Zahnschmerzen hatte. Dies bejahte ich. Ich solle mir vorstellen, dass ich 20 Zähne am Po habe und die alle gleichzeitig wehtun.

Dieser Vergleich war so eindrucksvoll, dass ich unwillkürlich bis in den Schließmuskel zusammenzuckte. Schon immer habe ich meine Patienten sehr ernst genommen, aber seit diesem Tag hat sich das Level der Ernsthaftigkeit noch mal erhöht.

Und doch stellt sich die Frage, warum ein Mensch, der so viel Schmerzen empfindet, so zögerlich dabei ist, Hilfe zu suchen. Die Antwort ist: Fast niemand lässt sich gern am Po untersuchen. Allein die Vorstellung, sich zu entblößen, ist für die meisten Menschen eine riesengroße Hürde. Alles, was unterhalb der Gürtellinie liegt, ist zutiefst privat, intim. Damit verbunden ist ein Schamgefühl, das stark von kulturellen Vorgaben geprägt ist.

Sich vor Fremden zu entblößen ist bei uns wie in den allermeisten Gesellschaften ein Tabu, sich öffentlich zu entblößen sogar strafbar. Dieses tief sitzende Schamgefühl geht auf eine soziale Norm zurück, die uns schon von frühester Kindheit an beigebracht wird. Kein Wunder also, wenn wir zögern und es uns schwerfällt, diesen Tabubereich zu betreten.

Das Schmerzsignal jedoch ist eindeutig, und wer Schmerzen hat, sollte sofort das Ziel verfolgen, von diesen Schmerzen befreit zu werden. Und genau dafür sind wir Ärzte da: um Sie von Schmerzen zu befreien. Deshalb sollten Sie nicht zögern, sich in die Hände eines Fachmanns zu begeben.

Ein hochsensibler Bereich

Doch wie kann es zu einem solch starken Schmerzempfinden kommen? Dazu müssen Sie wissen, dass der Anus ein hochempfindliches Organ ist. Neben den Brustwarzen oder der Zunge und den Fingerkuppen hat er mit die höchste Anzahl an Nervenzellen. Dieses Organ ist also im wahrsten Sinne des Wortes höchst sensibel, und das zu Recht. Der Po muss nämlich innerhalb eines Bruchteils einer Sekunde entscheiden, ob das, was sich gerade auf den Weg nach draußen macht, fest, weich, flüssig oder gasförmig ist.

Ein Mensch mit einem gut funktionierenden Anus weiß genau, ob er pupsen muss. Aber manchmal, wenn man krank ist und etwa eine Magen-Darm-Grippe hat, ist es nicht immer einfach zu sagen, ob das, was jetzt kommt, eher breiig oder eher wässrig ist. Der Po erkennt das Problem, und wer eine ordentliche Magen-Darm-Grippe hat, bewegt sich automatisch nicht weit von der Toilette weg – eben weil der Po das Signal gibt: Lauf schnell, ich kann nicht lange halten. Die Dichte von Nervenzellen, die diese sehr feine Abstimmung einschätzen und kontrollieren müssen, ist gleichzeitig der Grund, weshalb die Angelegenheiten im Analbereich sehr schmerzhaft sein können.

Diese Tatsache verdient eine besondere Beachtung, wenn es um therapeutische Maßnahmen in diesem besonderen Bereich des Körpers geht. Ich habe die Erfahrung gemacht, dass bei einem Eingriff eine ausreichende lokale Schmerzstillung durch die Gabe von örtlichem Betäubungsmittel kaum zu gewährleisten

Analfissur – ein schmerzhafter Riss

Beginnen wir mit der Analfissur. Das ist die Bezeichnung für einen Schleimhautriss, der meist im hinteren Bereich des Anus auftritt. Durch Schmerzen, die unmittelbar mit dem Stuhlgang verbunden sind, macht sich die Analfissur bemerkbar. Nach dem Stuhlgang hat man das Gefühl, als würde sich der Schließmuskel durch diesen Schmerz noch mal richtig zusammenziehen.

Wenn man einen Blick auf den Stuhl wirft, sieht man eventuell einen roten Streifen. Das ist Blut. Und wenn es auf dem Stuhl nicht zu erkennen ist, dann kann man häufig auf dem Klopapier hellrotes Blut sehen. Damit ist klar: Bei schmerzhafter Defäkation, also schmerzhaftem Stuhlgang mit Blut auf dem Stuhl oder dem Klopapier, liegt sehr wahrscheinlich ein Schleimhautriss am Anus, wie man die Analfissur auch bezeichnet, vor.

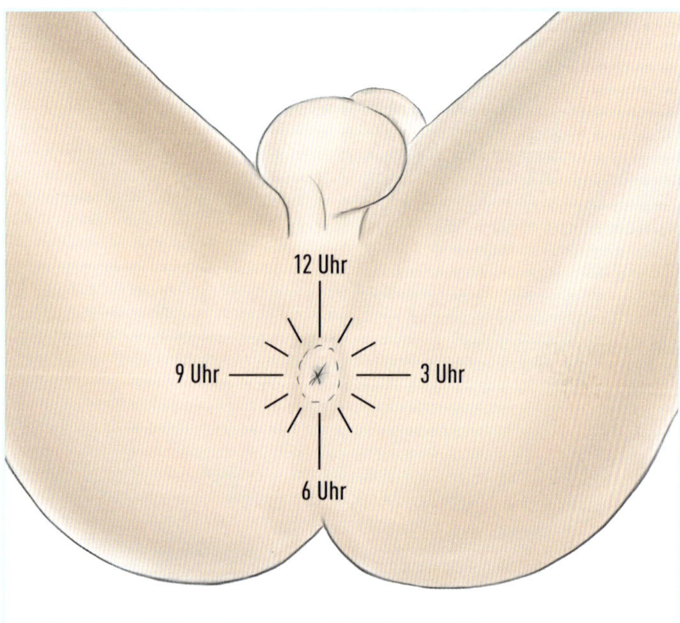

Abb. 1: **Lokalisierung der Befunde im Uhrzeitformat**
Wie auf einer Uhr wird der Befund im Bereich des Anus angegeben.

Der typische Verlauf

Typisch für die Stelle, an der die Fissur auftritt, ist eine Lokalisation von 6 Uhr. Warum 6 Uhr? Nein, das hat nichts mit frühem Aufstehen zu tun. Man stellt sich den Anus wie eine Uhr vor: Oben ist 12 Uhr, gegenüber ist demnach 6 Uhr, immer aus der Position des Untersuchers. Aus dieser Sicht ist die linke Patientenseite 6 bis 12 Uhr und die rechte 12 bis 6 Uhr. Oft kommt es zu einer Analfissur durch einen festen oder harten Stuhl, der herausgepresst wird. Dadurch reißt die Schleimhaut am Po-Ausgang. Der Riss befindet sich in über 90 Prozent der Fälle bei 6 Uhr. Das ist der typische Befund. Der Betroffene hat starke Schmerzen und sieht dem nächsten Stuhlgang mit großer Besorgnis entgegen.

Charakteristisch ist dabei folgender Hergang: Der Betroffene hat Stuhldrang verspürt, war aber zu beschäftigt und wollte diesem Drang nicht nachgeben, hat also willentlich den Stuhlgang unterdrückt. Die Folge ist, dass der Stuhl länger im Dickdarm verbleibt und der Dickdarm dann genau das tut, was er tun muss, und zwar dem Stuhl Flüssigkeit entziehen. Das ist eine der Funktionen des Dickdarms, dessen Bezeichnung daher rührt, weil hier der Stuhl durch das Entziehen von Flüssigkeit eingedickt wird.

Das bedeutet: Je länger der Stuhl sich im Dickdarm befindet, desto mehr Flüssigkeit wird ihm entzogen und umso härter wird der Kot. Dadurch entsteht ein harter Stuhl, und dieser harte Stuhl muss ja irgendwann mal raus. Dabei wird oft stark gepresst, der harte Stuhl verletzt die Schleimhaut am Po-Ausgang und ein Riss entsteht. Die sensible Schleimhaut mit ihren vielen Nerven reagiert mit starken Schmerzen. Dieses äußerst starke Schmerzsignal verursacht bei den Betroffenen in aller Regel Angst vor dem nächsten Stuhlgang, und so entsteht ein

Teufelskreis. Aus Angst davor, dass es wieder wehtun wird, wird der Stuhl zurückgehalten; er bleibt also wieder länger im Dickdarm, als er sollte, und das Ganze fängt von vorne an. Irgendwann muss der Betroffene dann doch wieder aufs Klo, harter Stuhl wird herausgepresst und dadurch die bereits bestehende Wunde wieder aufgerissen.

Aus einer zu Beginn noch ziemlich einfach zu behandelnden Problemsituation entwickelt sich manchmal ein anhaltendes Leiden, das für den Po im Allgemeinen und insbesondere für den Schließmuskel gefährlich werden kann. Denn Fissuren, die chronisch geworden sind, müssen eventuell operativ behandelt werden. Ein frühzeitiges Eingreifen kann also Schlimmeres vermeiden. Eine akute Analfissur kann manchmal bei Patienten während einer onkologischen Behandlung, also bei einer Chemotherapie, beobachtet werden. Im Gegensatz zur Analfissur, die durch harten Stuhl entsteht, hat diese Fissur eine andere Ursache. Unter der Chemotherapie kann es zu erhöhter Stuhlfrequenz, also zu Durchfall als Nebenwirkung der Medikamente, kommen. Die häufigen Stuhlgänge führen zu einer Überbeanspruchung der Schleimhaut am Po-Ausgang, wodurch kleine Risse entstehen können. Betroffene haben ähnliche Beschwerden wie bei hartem Stuhlgang, und die Behandlung ist gleich.

Behandlungsmöglichkeiten: Was kann man machen?

Die Lösung ist: Sie gehen zum Proktologen. Die Diagnose ist schnell gestellt und die Behandlung relativ einfach. Sie bekommen eine Salbe, die ein örtliches Betäubungsmittel enthält, und zudem eine Substanz, die dazu führt, dass sich die Muskulatur, die durch die ganzen Strapazen angespannt ist, lockert. Die Muskulatur entspannt sich, die Schmerzen werden gelindert, die Schleimhaut wird etwas besser durchblutet und heilt zügig. Damit ist das

Problem in der Regel erledigt und man ist sozusagen mit heiler Haut davongekommen. Diese Erfahrung sollte jedoch zur Einsicht führen, dass man zeitnah sein Geschäft erledigen sollte. Meldet sich der Stuhldrang, dann sollten Sie möglichst nicht abwarten, verschieben, einhalten, sondern umgehend die Toilette aufsuchen und Ihr Geschäft erledigen. Denn die Darmschleimhaut erteilt keine Mahnung, sondern direkt die »Rote Karte«.

Harter Stuhl kann zu Analfissuren führen. Vermeiden Sie also ein unnötiges Hinauszögern des Stuhlgangs, denn je länger der Kot im Dickdarm verbleibt, desto härter wird er. Achten Sie nach Möglichkeit auf eine Ernährung, die den Stuhlgang weich macht: reife Früchte, ballaststoffreiches Getreide und Gemüse, eventuell Dörrobst. Vergessen Sie nicht, sich ausreichend zu bewegen und viel zu trinken.

Wenn der Facharzt zu spät konsultiert wird, kann das weitreichende Folgen haben: Unbehandelt oder nicht erfolgreich behandelt, kann die akute Analfissur chronisch werden. In der Regel muss die Diagnose »chronische Analfissur« etwa 3 Monate nach dem Zeitpunkt der Diagnosestellung der akuten Analfissur gestellt werden. Häufige Symptome dieses Zustands sind Schmerzen beim Stuhlgang und Blutbeimengung im Stuhl bzw. Blut auf dem Toilettenpapier. Es kommt also zu einer chronischen (lang andauernden) Belastung des Bereichs. Der Schließmuskel steht unter einer hohen Belastung (erhöhter Sphinktertonus), sodass der Po-Ausgang sich reflektorisch verengt. Der Körper bemüht sich ständig die Risse, die beim Stuhlgang immer wieder entstehen, zu reparieren. Als Folge davon kommt es zu einem narbigen Umbau des Gewebes im verletzten Bereich.

Von außen kann sich eine verdickte Hautfalte am Po-Ausgang (eine sogenannte Vorpfostenfalte) zeigen. Im Po-Kanal findet sich eine wulstige Narbe an der Schleimhaut, eine hypertrophe (also eine ungewöhnlich große) Analpapille. Diese drei

Befunde: Vorpfostenfalte, erhöhter Sphinktertonus und hypertrophe Analpapille sind kennzeichnend für eine chronische Analfissur. Im Gegensatz zur akuten Analfissur, lässt sich die chronische Analfissur nicht mehr nur mit Salben und Cremes behandeln. Eine nicht-chirurgische Behandlungsoption in dieser Phase besteht durch die Injektion von Botolinum (auch bekannt als Botox) in den Schließmuskel. Hierdurch wird der Schließmuskel für eine gewisse Zeit gelähmt und beruhigt. Das führt zu einer Steigerung der Durchblutung des Schließmuskels, was die Heilung der Fissur begünstigt. Diese Lähmung des Schließmuskels führt allerdings zu einer vorübergehenden, mehr oder minder starken Inkontinenz. Da Botox mit der Zeit vom Körper abgebaut und seine Wirkung immer stärker vermindert wird, verschwindet diese Inkontinenz wieder von alleine. Das ist übrigens auch der Grund, weshalb Menschen, die sich Botox zur Behandlung von Falten im Gesicht spritzen lassen, regelmäßige Nachinjektionen brauchen, um eine langfristige Wirkung beizubehalten.

Die Botox-Behandlung ist die zweitbeste Behandlungsmöglichkeit. Der chirurgische Eingriff stellt die Standardbehandlung der chronischen Analfissur dar. Obwohl zahlreiche chirurgische Optionen zur Anwendung kommen können, möchte ich hier lediglich die zwei am häufigsten angewandten Verfahren aufführen: die Fissurektomie und die laterale Sphinkterotomie. Bei der Fissurektomie werden in einer Allgemein- oder Regionalnarkose die narbigen Veränderungen an der gerissenen Stelle der Po-Schleimhaut abgetragen. Dadurch entsteht eine frische Wunde, die dann eine gute Heilungschance hat. Bei der lateralen Sphinkterotomie wird der innere Schließmuskel durchtrennt. Der erhöhte Sphinktertonus (also der Schließmuskeldruck) wird dadurch durchbrochen. Die Durchtrennung des Schließmuskels kann allerdings zur Inkontinenz führen. Aus diesem Grunde bevorzuge ich stets die Fissurektomie.

Hämorrhoiden – geschwollene Gefäßkissen

Was, glauben Sie, haben Rückenschmerzen mit Hämorrhoidalbeschwerden gemeinsam? Zwar wird viel mehr über Rückenschmerzen geklagt als über schmerzende Hämorrhoiden, doch da ist sie, die Gemeinsamkeit: Das Hämorrhoidalleiden ist eine der am meisten verbreiteten Krankheiten, ja man kann sie als Volkskrankheit bezeichnen, denn mehr als 50 Prozent der Erwachsenen leiden unter Hämorrhoiden. Eigentlich sind Hämorrhoiden an sich keine Krankheit. Der Begriff »Hämorrhoiden« beschreibt zunächst lediglich blutgefüllte Schleimhautkissen, die sich im Enddarm befinden und eine ganz wichtige Rolle bei der Kontinenz spielen – bei der Fähigkeit also, Körperausscheidungen, in diesem Fall Stuhl, zurückzuhalten. Diese Aufgabe erfüllen die Hämorrhoidalkissen, indem sie sich mit Blut auffüllen und anschwellen. Hierdurch wird die Darmöffnung verengt, was letztendlich den Abgang von Darminhalt erschwert. Diese Schleimhautkissen befinden sich meistens auf 3, 7 und 11 Uhr (siehe Abb. 1 auf Seite 34). Hämorrhoiden, die bei jedem Menschen vorkommen, können sich krankhaft verändern, sodass es zu einem sogenannten Hämorrhoidalleiden kommt. Der Begriff »Hämorrhoiden« wird im Alltag als Synonym für das Hämorrhoidalleiden verwendet. Es ist also in der Regel die Krankheit – also das Hämorrhoidalleiden – gemeint, wenn von »Hämorrhoiden« gesprochen wird.

Ursachen von Hämorrhoiden

Ich wurde schon sehr oft gefragt, welche Faktoren das Hämorrhoidalleiden auslösen und wie man Hämorrhoiden vorbeugen kann. Das ist unter Berücksichtigung der Häufigkeit des Hämorrhoidalleidens eine sehr berechtigte Frage. Mit einer klaren Antwort auf die Frage der Entstehung hätte man ja die Möglichkeit, präventive Maßnahmen zu ergreifen, und könnte so dem Problem vorbeugen. Nach meinem Wissenstand gibt es aber leider keinen wissenschaftlichen Beleg dafür, welche spezifischen Ursachen für das Hämorrhoidalleiden verantwortlich sind. Allerdings weiß man, dass gewisse Umstände, Einflüsse oder Verhaltensweisen die Entstehung des Hämorrhoidalleidens begünstigen. Diese Antwort, so einfach und direkt sie auch sein mag, ist gleichzeitig nur sehr wenig zufriedenstellend. Wir leben in einer Ära moderner Medizin und das Mindeste was man für ein so häufiges Krankheitsbild erwarten würde, wäre eine Aufklärung der Ursache. Doch diesem Anspruch ist die Wissenschaft bisher noch nicht gerecht geworden.

Aus der klinischen Erfahrung heraus lassen sich allerdings bestimmte Tendenzen hinsichtlich der Entwicklung von Hämorrhoiden feststellen. So scheint das Alter an sich ein Risikofaktor zu sein, denn Hämorrhoiden werden häufiger in fortgeschrittenem Alter diagnostiziert. Ein weiterer Risikofaktor stellt die Verstopfung dar. Starkes Pressen bei Verstopfung kann zur Entwicklung bzw. zur Verschlechterung von Hämorrhoiden führen. Dieser Aspekt zumindest kann durch eine Umstellung des Lebensstils bzw. maßgeblich der Ernährung günstig beeinflusst werden. Daneben werden mangelnde Bewegung und das Tragen von schweren Lasten für die Entstehung von Hämorrhoiden verantwortlich gemacht – allerdings habe ich für diese beiden Punkte keine logische wissenschaftliche Erklärung. Daher kann ich diese beiden Risikofaktoren weder dementieren noch bestätigen. Wer aber einen möglichen negativen Einfluss dieser beiden Aspekte vermeiden möchte, sollte sich viel bewegen und möglichst keine schweren Lasten schleppen.

Aus physiologischer Sicht stellt die Schwangerschaft ein unumstrittener Risikofaktor für das Hämorrhoidalleiden dar. Lesen Sie mehr hierzu in dem Kapitel »Proktologische Beschwerden in der Schwangerschaft« auf Seite 155.

Wie sich Hämorrhoiden bemerkbar machen

Blutungen gehören zu den häufigsten Symptomen des Hämorrhoidalleidens. Da die Hämorrhoiden gut mit sauerstoffreichem Blut versorgt werden, findet man hellrotes Blut auf dem Stuhl, auf dem Klopapier oder im extremen Fall auch in der Kloschüssel. Die Blutmengen können sehr gering nur auf dem Stuhl oder Klopapier sichtbar sein, es kann aber auch vorkommen, dass die Kloschüssel großflächig mit Blut benetzt ist. Kleinere Blutungen hören meistens von allein wieder auf. Sie können unbemerkt immer wieder auftreten und führen auf Dauer zu einer Eisenmangelanämie (Blutarmut). Der Verlust größerer Blutmengen bei einer starken Hämorrhoiden-Blutung löst fast immer Angst beim Betroffenen aus, sodass er in der Regel ärztliche Hilfe aufsucht. Weitere Symptome sind: Po-Jucken, Schmerzen, Verstopfung, Prolaps (also ein Vorfall von sehr großen Hämorrhoiden, was das Herausfallen aus dem Po bedeutet; siehe Kapitel »Prolaps – Hilfe mir fällt was aus dem Po«, Seite 79).

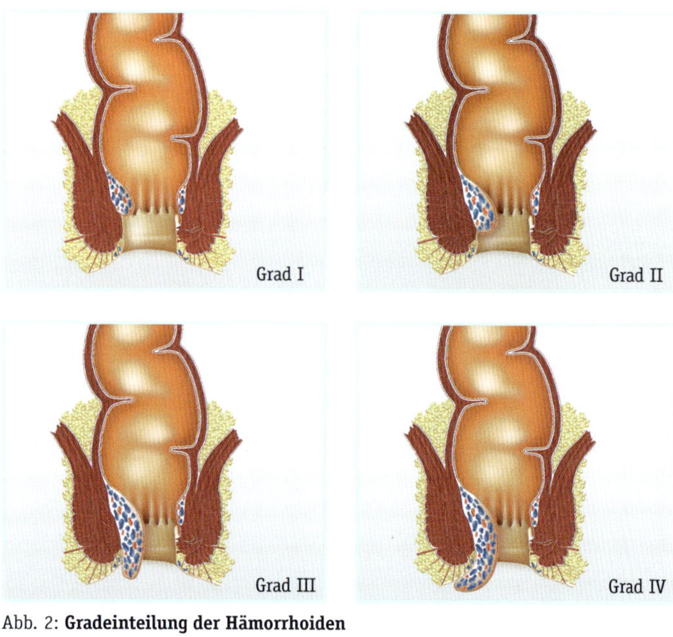

Abb. 2: **Gradeinteilung der Hämorrhoiden**

Vier Schweregrade

Das Ausmaß des Hämorrhoidalleidens lässt sich in vier Schweregrade einteilen.

- Grad-I-Hämorrhoiden sind klein und nur bei der proktologischen oder endoskopischen Untersuchung zu sehen. Sie tun, wenn überhaupt, sehr selten weh, können allerdings gelegentlich bluten.
- Grad-II-Hämorrhoiden sind etwas größer, fallen bei starkem Pressen während des Stuhlgangs aus dem After, gehen aber nach dem Stuhlgang sofort wieder in den Po zurück.
- Grad-III-Hämorrhoiden fallen beim Stuhlgang heraus, gehen jedoch nicht sofort von allein wieder in den Po zurück. Sie lassen sich aber problemlos wieder zurückschieben.
- Grad-IV-Hämorrhoiden lassen sich nicht mehr in den Po zurückschieben, wenn sie einmal herausgefallen sind. Sie werden auch »fixierte Hämorrhoiden« genannt; fixiert eben deshalb, weil sie sich nicht mehr zurückschieben lassen. Sie können von dem Betroffenen ertastet werden und fühlen sich zunächst wie ein Fremdkörper an. Diese ausgeprägte Form der Hämorrhoiden nennt man auch »Analprolaps«.

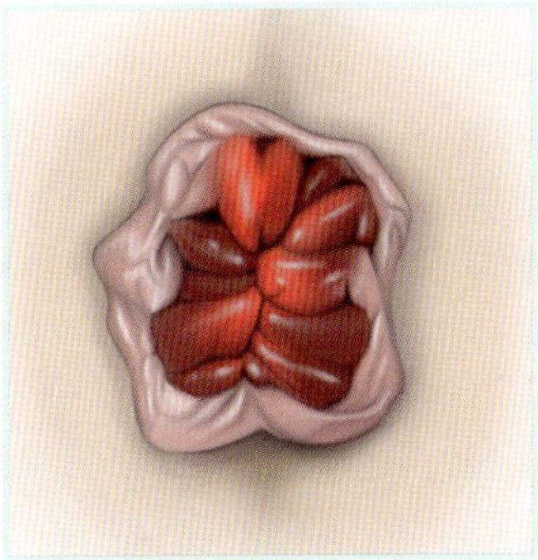

Abb. 3: **»Himmelstern« bei Analprolaps** (Hämorrhoiden 4. Grades).

Bei der proktologischen Untersuchung sieht der Arzt drei große Knoten, jeweils einen bei 3, 7 und 11 Uhr. Genauer betrachtet, kann man eine sternförmige Abbildung erkennen, ähnlich wie in Abb. 3. Diese Sternform ist ein wesentliches Merkmal des Analprolapses zur Unterscheidung eines ähnlichen Befunds, des sogenannten Mastdarmvorfalls (siehe Kapitel »Prolaps – Hilfe, mir fällt was aus dem Po!«, Seite 79).

Hämorrhoiden in den Graden II bis IV lösen Beschwerden aus, die behandelt werden sollten, denn große prolabierende – herausfallende – Hämorrhoiden können zu Komplikationen führen, beispielsweise zu Blutarmut, Verstopfung und im weiteren Verlauf sogar zu Inkontinenz (lesen Sie dazu mehr im Kapitel »Inkontinenz – wenn der Po nicht dicht hält«, Seite 63).

Blutarmut entsteht aufgrund wiederkehrender Blutungen aus den Hämorrhoiden. Verstopfung kann auftreten, wenn Grad-IV-Hämorrhoiden herausgefallen sind und sich nicht mehr zurückschieben lassen. Dadurch verstopfen sie den Darmausgang.

Einteilung des Hämorrhoidalleidens:

- Hämorrhoiden Grad I:
  Blutung, fallen nicht aus dem Po heraus (kein Prolaps). Werden erst im Rahmen der proktologischen Untersuchung gesehen.
- Hämorrhoiden Grad II:
  Prolaps beim Pressen, ziehen sich jedoch spontan zurück in den Po.
- Hämorrhoiden Grad III:
  Prolaps beim Pressen, müssen manuell in den Po zurückgeschoben werden.
- Hämorrhoiden Grad IV:
  Prolaps; lassen sich nicht mehr in den Po zurückschieben.

Inkontinenz als mögliche Folge

Die Inkontinenz entsteht auf folgende Weise: Dadurch, dass die Hämorrhoiden immer wieder aus dem Po fallen, wird der Schließmuskel auseinandergedrückt und gedehnt. Das führt langfristig zu einer dauerhaften Überdehnung, sodass eine Schwäche am Schließmuskel entsteht. Das lässt sich gut an einem

Haargummi als Beispiel darstellen: Wenn man ein Haargummi immer für einen zu dicken Zopf benutzt, dann leiert es mit der Zeit aus. Ähnliches geschieht mit dem Schließmuskel, wenn die großen prolabierenden Hämorrhoiden immer zu einer Dehnung führen. Wenn also zu lange mit der Behandlung gewartet wird, könnte nach der Beseitigung der Hämorrhoiden eine Inkontinenz auftreten.

Hier muss deutlich gesagt werden, dass sowohl Verstopfung als auch Inkontinenz als Folge von Hämorrhoiden vermeidbar sind. Diese schwerwiegenden Folgen von Hämorrhoiden entstehen nicht bei rechtzeitiger Therapie.

Untersuchung und Diagnosestellung

Zum Stellen der Diagnose höre ich zunächst, was der Patient über seine Beschwerden berichtet. Danach erfolgt die proktologische Untersuchung, also zuerst die »kleine Hafenrundfahrt«, dann eine Enddarmspiegelung (Abb. 4) und eventuell auch eine Darmspiegelung.

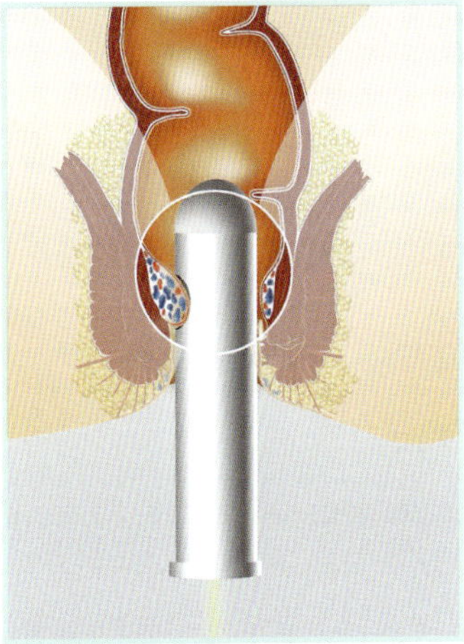

Abb. 4: **Enddarmspiegelung**
Mit dem Rektoskop kann der Enddarm begutachtet werden.

Obwohl weitere Untersuchungen bei der Abklärung eines Hämorrhoidalleidens nicht vorgesehen sind, halte ich die Analmanometrie (siehe »Weitere Untersuchungen«, Seite 25) für eine gute Ergänzung vor einer Hämorrhoidenoperation. Damit lässt sich vorab die Funktion des Schließmuskels prüfen. Schon vor der Behandlung beziehungsweise vor der Entfernung der Hämorrhoiden kann man also bei schlechter

Schließmuskelfunktion die drohende Inkontinenz voraussehen und Maßnahmen zur Besserung der Schließmuskelfunktion treffen.

Behandlungsmöglichkeiten: Was kann man machen?

Die kleinen Hämorrhoiden Grad I und II lassen sich sehr gut konservativ, also ohne Operation, behandeln. Operative Eingriffe empfehlen sich in manchen Fällen vor allem bei Hämorrhoiden der Grade II bis IV.

Persönlich gehe ich so vor, dass ich den Patienten informiere, die verschiedenen Weiterbehandlungsmöglichkeiten aufzähle und das Vorgehen Schritt für Schritt bespreche. Ich weise ihn darauf hin, dass sich nach der Operation eine gewisse Schließmuskelschwäche (also eine Inkontinenz) bemerkbar machen könnte.

Veröden

Hämorrhoiden der Grade I und II können verödet werden, indem man Substanzen in sie einspritzt, die eine entzündliche Reaktion auslösen (Abb. 5). Durch diese Entzündung bildet sich Bindegewebe im Bereich der Hämorrhoidalkissen, was zu einer besseren Verbindung der Hämorrhoidalkissen mit der Darmwand führt.

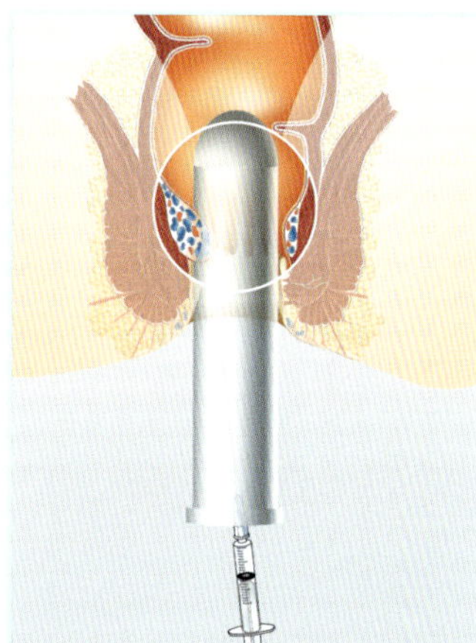

Abb. 5: **Verödung von Hämorrhoiden**
Injektion von Substanzen, die eine entzündliche Reaktion hervorrufen.

Gummibandligatur

Grad-II-Hämorrhoiden (vor allem solche, die bluten) können mit einer sogenannten Gummibandligatur entfernt werden. Unter einer Ligatur versteht man das Abbinden eines Gefäßes. Die Gummibandligatur ist eine sehr einfache und relativ sichere Behandlungsmethode; sie wird fast ausschließlich ambulant durchgeführt. Der Patient nimmt auf dem proktologischen Stuhl Platz, dann wird die blutende Hämorrhoide mittels eines Proktoskops (eine deutlich kürzere Form des Rektoskops) so positioniert, dass die Blutung sichtbar wird. Die blutende Hämorrhoide wird zunächst mit dem Gummibandligaturgerät angesaugt, dann wird ein Gummi über dem Gefäßstiel der Hämorrhoide platziert (Abb. 6).

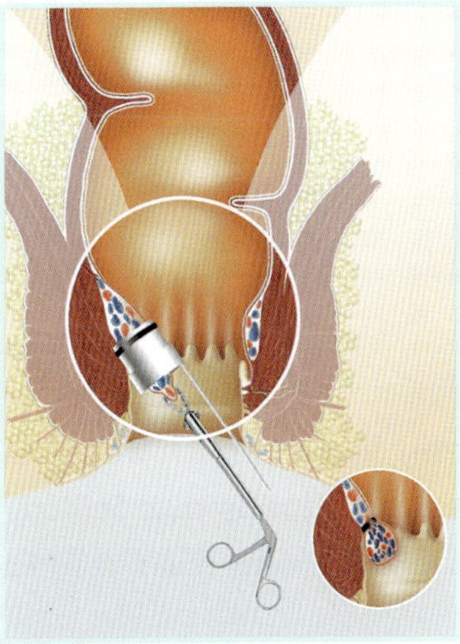

Abb. 6: **Gummibandligatur**
Die blutende Hämorrhoide wird mit einem Gummiband abgebunden.

Durch das Abbinden wird die Durchblutung der Hämorrhoide unterbrochen, und nach ein paar Tagen, spätestens nach zwei Wochen, ist diese krankhafte Hämorrhoide abgestorben und wird vom Körper abgestoßen. Diese Methode kann allerdings schmerzhaft sein, vor allem wenn die empfindliche Schleimhaut mit in das Gummiband hineingezogen wird – was zum Glück nicht häufig vorkommt.

Laserbehandlung und Salben

Eine weitere konservative Behandlungsmöglichkeit ist die Laserbehandlung. Mit der Energie des Lasers wird das Gewebe schlicht verbrannt. Dieses Vorgehen eignet sich besonders gut für kleine Hämorrhoiden. Auch die Anwendung von Salben gehört zum Repertoire der konservativen Behandlung. Die Salben erhalten entzündungshemmende, abschwellende und betäubende Wirkstoffe und dienen lediglich der symptomatischen Behandlung (Brennen, Schmerzen, Jucken, Schwellung). Das Grundproblem wird dabei allerdings nicht beseitigt.

Chirurgische Eingriffe

Bei der operativen Behandlung der Hämorrhoiden gibt es drei mögliche Verfahren: Sie werden nicht herausgeschnitten, zum Teil herausgeschnitten oder ganz entfernt. Ein Beispiel für den ersten Fall, bei dem die Hämorrhoiden nicht herausgeschnitten werden, ist die Ligatur der Hämorrhoidalarterie (HAL). Ähnlich wie bei der oben genannten Gummibandligatur wird in einer kurzen Narkose mit einem chirurgischen Faden das Gefäß der Hämorrhoide unterbunden. Die Hämorrhoide wird nicht mehr durchblutet und stirbt ab. Dieses Verfahren kann gut bei Hämorrhoiden der Grade II und III eingesetzt werden, insbesondere bei Patienten, bei denen die Gummibandligatur nicht anwendbar ist oder nicht zum gewünschten Erfolg geführt hat.

»Po-Lifting«

Das gängige Verfahren zur teilweisen Entfernung beziehungsweise zur Verkleinerung der Hämorrhoiden wird als »Stapler-Hämorrhoidopexie nach Longo« bezeichnet. Diese Technik wurde in den 1990er-Jahren von dem italienischen Chirurgen Antonio Longo entwickelt und ist in Europa weitverbreitet. Dabei werden die geschwollenen und herausfallenden Hämorrhoiden mit einem Klammergerät, das in den Po eingeführt wird, eingeklemmt und die überschüssigen Teile herausgeschnitten.

Der – mit Klammern verschlossene – Rest wird zurück an die richtige Stelle in den Analkanal geschoben. Dieses Verfahren ist besonders geeignet für große, herausfallende Hämorrhoiden.

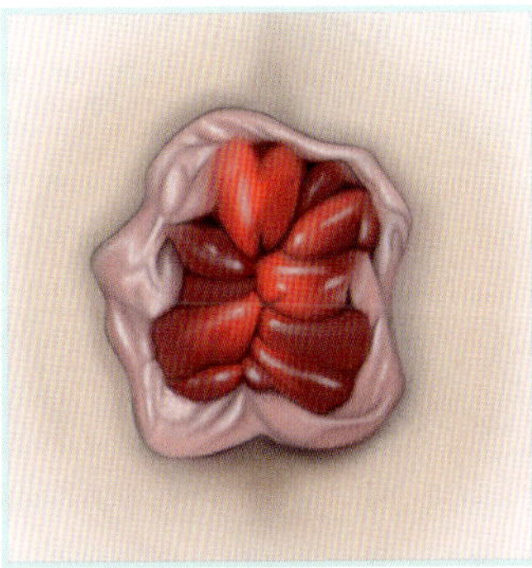

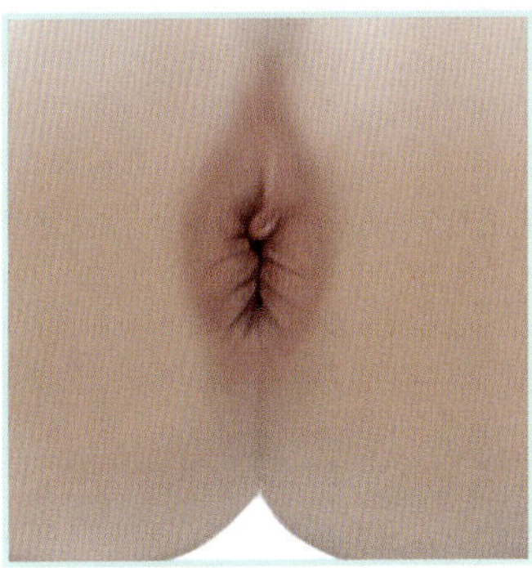

Abb. 7: **Vor und nach dem Teilschneideverfahren: »Po-Lifting«** Oben Analausgang vor, unten nach dem »Po-Lifting«.

Der Vorher-nachher-Vergleich ist verblüffend. Der Analbereich erscheint nach diesem Eingriff straffer, weshalb ich dieses Verfahren als »Po-Lifting« bezeichne (Abb. 7). Wie ich oben schon erwähnt habe, sind Hämorrhoiden wichtig für die Kontinenz und sozusagen mit für die Abdichtung des Darms verantwortlich. Deswegen bevorzuge ich das zuletzt beschriebene Verfahren der Hämorrhoidopexie. Hier wird der krankhaft veränderte Teil der Hämorrhoiden entfernt, der gesunde, funktionierende Teil der Hämorrhoide aber verbleibt im Darm und hilft, die Kontinenzfunktion aufrechtzuerhalten.

Ein weiterer Vorteil dieses Verfahrens ist die relative Schmerzfreiheit, denn die empfindliche Schleimhaut des Analkanals wird in der Regel bei diesem Verfahren nicht in Mitleidenschaft gezogen. Den Patienten wird keine äußere Wunde zugefügt und sie sind sehr schnell wieder auf den Beinen. Man braucht für diese Operation eine kurze Narkose und der Eingriff dauert nicht lang. In Deutschland wird diese Operation stationär durchgeführt; für die Nachsorge muss mit einem Krankenhausaufenthalt von zwei bis drei Tagen gerechnet werden.

Und die Nachteile?, werden Sie jetzt vielleicht fragen. Dazu ist zu bemerken, dass Hämorrhoiden, die nicht ganz herausgeschnitten werden, sich mit der Zeit wieder auffüllen können, wodurch ein Hämorrhoidalleiden wiederkehren kann. Da die verwendeten Klammern aber mit der Zeit über den Stuhlgang einfach abgehen, kann man das Verfahren im erneuten Krankheitsfall problemlos wiederholen. Eine weitere mögliche Komplikation des Verfahrens ist die Nachblutungsgefahr, die mit einer Häufigkeit weniger als 2 Prozent auftritt. Auch deshalb geht dieser Eingriff mit einem kurzen Klinikaufenthalt einher.

Als letzte Gruppe der operativen Eingriffe sind die resezierenden (herausschneidenden) Verfahren zu nennen. Dabei gibt es unterschiedliche Vorgehensweise, doch im Grundsatz geht es immer darum, den Hämorrhoidalknoten zu entfernen, indem er ganz herausgeschnitten wird.

Persönlich mag ich dieses herausschneidende Verfahren nicht, weil zwangsläufig der sehr empfindliche Bereich des Po-Ausgangs mit erfasst wird, sodass Eingriffe dieser Art sehr wehtun.

Jucken, leichte Blutungen, gelegentliche Schmerzen – das können schon die ersten Anzeichen für Probleme mit den Hämorrhoiden sein. Zögern Sie nicht, sich in Behandlung zu begeben; je eher das Problem angegangen wird, desto einfacher lässt es sich lösen.

Große Hämorrhoiden gehen mit der Gefahr von Verstopfung, Inkontinenz oder Blutarmut einher, lassen sich aber nötigenfalls durch operative Methoden (teilweise oder komplette Entfernung) behandeln.

Verstopfung – wenn die Darmentleerung nicht klappt

Unregelmäßigkeiten beim Stuhlgang – wer kennt das nicht? Besonders großer Arbeitsstress, schlechte Ernährung mit wenig Ballaststoffen oder ungewohntes Essen während des Urlaubs – dann bleibt der gewohnte Stuhlgang schon mal aus. Um eine solche Form der Verstopfung, in der Fachsprache »Obstipation« genannt, geht es hier nicht. In diesem Kapitel erfahren Sie mehr zu den beiden krankhaften Hauptformen akute und chronische Verstopfung.

Akute Verstopfung

Akut bedeutet, dass das Ereignis sehr rasch eintritt, sodass der Organismus kaum Zeit hat, sich anzupassen. Bei der akuten Verstopfung bleibt nicht nur der Stuhlgang aus, der Betroffene leidet meist auch unter Begleiterscheinungen wie Bauchschmerzen und einem geblähten Bauch. Man hat das Gefühl, dass man sich übergeben muss, weil der Darminhalt nicht über den natürlichen Weg abgehen kann.

Diese Form der akuten Verstopfung ist ein sogenannter Darmverschluss, auf den man unverzüglich reagieren muss. Schnelles Handeln ist erforderlich und man sollte sofort zum Arzt gehen, auch wenn das bedeutet, um zwei Uhr nachts die nächste Klinik aufzusuchen. Die Ursachen eines Darmverschlusses können vielfältig sein, zugrunde liegt immer eine Verhinderung oder Störung der Darmpassage.

Der Organismus reagiert zunächst mit Übelkeit und Erbrechen, wobei es zum Verlust von Flüssigkeiten und Elektrolyten (vor allem Kalium) kommt. Das wiederum bringt den schon geschwächten Organismus noch mehr aus dem Gleichgewicht. Es kann sogar zu einer lebensbedrohlichen Lungenentzündung kommen, wenn Erbrochenes aspiriert wird, also in die Atemwege gelangt.

Je länger der Darmverschluss anhält, desto gefährlicher wird er. Die Wand des gestauten Darms wird mit der Zeit immer dünner und brüchig, sodass Bakterien aus dem Darm in die Bauchhöhle gelangen können. Die Folge ist eine lebensbedrohliche Bauchfellentzündung (Peritonitis). Ähnlich wie ein Luftballon, der unter zu großem Druck steht, kann der Darm letztendlich sogar platzen.

Nicht immer nehmen Darmverschlüsse einen so schlimmen Verlauf oder benötigen medizinische Interventionen. Nichtsdestotrotz ist eine akute Verstopfung immer ein deutliches Warnzeichen, und Sie sollten unbedingt einen Arzt aufsuchen.

Symptome einer akuten Verstopfung:

- Der Stuhlgang bleibt von jetzt auf gleich aus.
- Häufige Begleiterscheinungen:
- Bauchschmerzen,
- geblähter Bauch,
- Erbrechen beziehungsweise das Gefühl, sich übergeben zu müssen.

Chronische Verstopfung

Die andere Art der Verstopfung ist die chronische Verstopfung, die sich langsam über eine ganz lange Zeit, also über mehrere Wochen oder sogar Monate oder Jahre hinweg entwickelt hat.

Eine chronische Verstopfung beziehungsweise chronische Obstipation empfindet jeder Betroffene anders und sie kann aus einer Vielzahl von möglichen Ursachen und Symptomen bestehen. Ein Hauptmerkmal ist, dass für den Betroffenen nach dem Stuhlgang das Gefühl der unvollständigen Darmentleerung bleibt. Das heißt, wer unter einer Verstopfung leidet, hat ständig das Gefühl, dass immer noch was im Darm ist, obwohl er eben auf dem Pott war. Es ist ein Gefühl, aber anhand eines subjektiven Gefühls ist es schwierig, eine Diagnose zu stellen. Denn das könnte in dem einen oder anderen Fall dazu verleiten, dass man dem Betroffenen nicht glaubt.

Also muss es Kriterien geben beziehungsweise es müssen Kriterien definiert werden, anhand derer man relativ zuverlässig sagen kann, ob bei dem betroffenen Menschen eine Verstopfung vorliegt oder nicht.

Die Rom-III-Kriterien

Aktuell werden dazu die sogenannten Rom-III-Kriterien verwendet. Nach diesen Kriterien ist eine Verstopfung umso wahrscheinlicher, wenn der Betroffene …

- weniger als drei Stuhlgänge in der Woche hat,
- der Stuhl in einem Viertel, also 25 Prozent, der Fälle sehr hart ist (das wird subjektiv unterschiedlich empfunden),
- in 25 Prozent der Fälle der Stuhlgang nur unter starkem Pressen gelingt,
- das Gefühl, dass man eine Hilfestellung für die Darmentleerung braucht, in 25 Prozent der Fälle vorhanden ist (Frauen beispielsweise berichten häufiger von der Möglichkeit, die Finger in die Scheide einzuführen und den Stuhl so aus dem Darm zu drücken),
- das Hauptsymptom, also das Gefühl, dass der Darm nach dem Stuhlgang nicht ausreichend entleert worden ist, in mindestens 25 Prozent der Fälle vorhanden ist.

Je mehr dieser Faktoren bei jemandem zutreffen, desto höher ist die Wahrscheinlichkeit, dass dieser Mensch unter einer Verstopfung leidet. Genauer definiert: Für die Diagnose »chronische

Verstopfung« müssen zwei oder mehr der genannten Beschwerden für zumindest drei Monate des letzten halben Jahres vorgelegen haben, und zwar mindestens in der angegebenen Häufigkeit.

Symptome bei einer chronischen Verstopfung:

Weniger als drei Stuhlgänge in der Woche. In 25 Prozent der Fälle

- ist der Stuhl sehr hart.
- muss man stark pressen.
- hat man das Gefühl, dass der Darm nicht leer ist.
- verwendet man eine Hilfestellung zur Darmentleerung.

Die chronische Verstopfung kommt weitaus häufiger vor als die akute, und dafür gibt es eine ganz einfache Erklärung: Die akute Verstopfung setzt plötzlich ein und löst sofort Beschwerden aus. Diese Beschwerden sind so heftig, dass jeder sofort alarmiert ist und schnell einen Arzt aufsucht. Damit erhält er auch die entsprechende Behandlung.

Bei der chronischen Verstopfung kommen die Beschwerden langsam und man redet sich anfänglich vielleicht ein, dass das, was von allein kommt, auch wieder von allein geht. Viele greifen auch zu Abführmitteln oder abführend wirkenden Nahrungsbestandteilen wie zum Beispiel Flohsamenschalen. Damit werden aber nur die Symptome behandelt, die Ursachen hingegen werden nicht angegangen.

Ursachen der chronischen Verstopfung

Für eine Verstopfung kann es verschiedene Ursachenfelder geben. Eines davon sind andere Erkrankungen wie zum Beispiel Diabetes (die Zuckerkrankheit) oder viele Nervenkrankheiten, also neurologische Erkrankungen. Denn wenn die Nerven im

Gehirn zugrunde gehen, versagen auch die Nerven, die für die Darmtätigkeit zuständig sind, ihren Dienst. Und damit verlangsamt sich automatisch die Darmtätigkeit. Dieses Zusammenspiel findet man beispielsweise bei Parkinsonpatienten, deren Beweglichkeit insgesamt verlangsamt ist. Man kann also festhalten, dass fast sämtliche neurologische Erkrankungen mit einer gewissen Verstopfungsneigung einhergehen.

Auch Medikamente können der Auslöser für eine Verstopfung sein. So haben etwa Medikamente im Rahmen der Schmerzbehandlung, insbesondere Morphinpräparate, oft diese Nebenwirkung. Morphinpräparate lähmen die Darmtätigkeit und führen somit zur Verstopfung. Auch Medikamente, die man für die Behandlung von psychischen Erkrankungen einnimmt, lähmen die Darmaktivität; Verstopfungen treten also auch in diesem Zusammenhang auf.

Sodann gehen manche Hormonerkrankungen wie beispielsweise die Hypothyreose (Schilddrüsenunterfunktion) mit einer gewissen Darmlähmung einher, sodass auch diese Patienten zur Verstopfung neigen.

Primär funktionelle Ursachen

Ein weiteres Ursachenfeld der chronischen Verstopfung sind anatomische Veränderungen des Darms. Hier kann man auch von einer »primär funktionellen« Verstopfung reden. Warum primär funktionell? Primär, weil die Ursache im Darm liegt, und funktionell, weil die Ursache mit der Funktion des Darms zusammenhängt.

Beispiele für die primär funktionelle Obstipation sind Verstopfungen im Rahmen von Darmpolypen und Darmkrebs. Ebenso können Hämorrhoiden und Darmvorfälle (dazu lesen Sie mehr im Kapitel »Prolaps – Hilfe, mir fällt was aus dem Po!«, Seite 79) die Darmlichtung einengen und eine Verstopfung auslösen. Große Hämorrhoiden können den Po-Ausgang so versperren, als würde man einen Stopfen in den Abfluss eines Waschbeckens stecken. Ähnlich kann bei einem Darmvorfall der herausgefallene Darm den Analausgang verstopfen und den Stuhlgang erschweren oder verhindern.

Eine weitere Ursache für die funktionelle Verstopfung, die aber ausnahmslos nur Frauen betrifft, ist die sogenannte Rektozele. Damit gemeint ist das Tiefertreten des Mastdarms in die Scheide. Diese besondere Form einer funktionalen Obstipation entsteht vor allem dann, wenn eine Frau mehrere Geburten hinter sich hat. Während einer Schwangerschaft muss für das wachsende Kind Platz im Bauch der Mutter geschaffen werden. Dadurch werden nicht nur die Strukturen im Bauch, sondern auch im Beckenboden gedehnt. In jungen Jahren werden die Folgen dieses natürlichen Vorgangs zunächst durch die Muskelstärke und Elastizität des Beckenbodens kompensiert, sodass keine Beschwerden auftreten. Mit der Zeit lässt die Muskelkraft nach und der Beckenboden ist nicht mehr so stark. Der Druck des Defäkationsakts kann dann zur Senkung des Beckenbodens führen. Dann sackt ein Teil des mit Stuhl gefüllten Enddarms in die Vagina ab. Der Stuhl in der Rektozele geht während der Defäkation nicht ab, sodass am Ende des Stuhlgangs das Gefühl der unvollständigen Entleerung entsteht.

Untersuchung und Diagnosestellung

Sie werden sich bestimmt fragen, was der Proktologe macht, wenn man mit Beschwerden kommt, die auf eine Verstopfung hindeuten.

Als Erstes führt er mit dem oder der Betroffenen ein diskretes persönliches Gespräch in einem geschützten Raum. Hierbei wird er Besonderheiten über das Privatleben beziehungsweise die Aktivitäten in Erfahrung bringen wollen und anschließend gezielte Fragen zum Ess- und Stuhlgangverhalten stellen.

Zudem gibt ein Fragebogen Auskunft, wie schwer die Verstopfungsproblematik vom Patienten empfunden wird.

Variable	**0**	**1**	**2**	**3**	**4**
verbrachte Zeit auf Toilette	< 5 Min.	6–10 Min.	11–20 Min.	21–30 Min.	> 30 Min.
Anzahl der Versuche/Tag zu entleeren	< 1×	2×	3–4×	5–8×	> 8×
Manuelle Nachhilfe Anal/Vaginal	nie	> 1× Monat < 1× Woche	1× Woche	2–3× Woche	bei jedem Stuhlgang
Einsatz von Abführmitteln	nie	> 1× Monat < 1× Woche	1× Woche	2–3× Woche	jeden Tag
Einsatz von Einläufen	nie	> 1× Monat < 1× Woche	1× Woche	2–3× Woche	jeden Tag
Unvollständige oder Fragmentierte Entleerung	nie	> 1× Monat < 1× Woche	1× Woche	2–3× Woche	jede Entleerung
Starkes Pressen beim Stuhlgang	nie	< 25% der Zeit	< 50% der Zeit	< 75% der Zeit	bei jeder Entleerung
Stuhlkonsistenz/-beschaffenheit	weich	hart	hart und weich		

Fragebogen bei Verstopfung

Ermittelt werden kann ein Score zwischen 0 (keinerlei Verstopfung) und 31 (schwerste Verstopfung) Punkten. Je höher der Punktwert, desto schlimmer die Obstipation und damit auch der Leidensdruck.

Quelle: Altomare ODS Score

Dann kommt die körperliche und proktologische Untersuchung, wie sie bereits im Kapitel »Die Proktologie« ab Seite 17 beschrieben wurde.

Anschließend sollte meiner Meinung nach bei jedem Patienten mit Verstopfung eine komplette Darmspiegelung gemacht werden. Die dafür erforderliche Ausleitung des Darminhalts wird nicht ganz einfach sein und man sollte sich auf einen langwierigeren Abführprozess einstellen.

Eine Darmspiegelung kann aber nicht nur für die Abklärung und Diagnose der Verstopfung sehr aufschlussreich sein, sondern damit wird zugleich eine Darmkrebsvorsorge abgehandelt. Wie wichtig das sein kann, sehen Sie später im Kapitel »Darmkrebsvorsorge« ab Seite 145.

Röntgenbilder

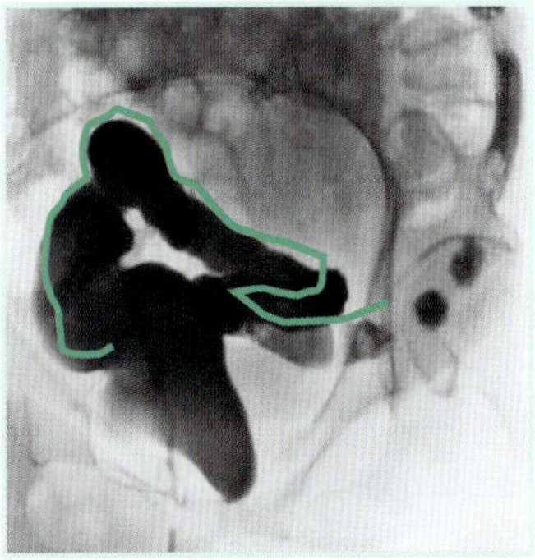

Abb. 8: **Sigma elongatum**
Die grüne Linie zeigt die Krümmung des Sigma elongatum.

Wenn diese Untersuchungen gemacht worden sind, kann man ergänzend noch weitere bildgebende Untersuchungen durchführen. Man kann zum Beispiel den Dickdarm mithilfe eines Kontrastmittels untersuchen. Dazu wird ein dünner Katheter in den Po eingeführt, durch den ein Kontrastmittel in den Darm geleitet wird. Im Anschluss daran werden Röntgenbilder vom Darm gemacht. Diese Untersuchung ist besonders gut dafür geeignet, um die Länge des Dickdarms zu untersuchen, denn bei manchen Menschen entsteht die chronische Verstopfung einfach dadurch, dass der Dickdarm viel zu lang ist. Da davon meist das Sigma (Colon sigmoideum) beziehungsweise S-Darm – betroffen ist, wird das als »Sigma elongatum« (zu langes Sigma) bezeichnet (Abb. 8).

Es ist ungefähr so, als ob man eine Schnur in ein geschlossenes Behältnis reinsteckt. Je mehr Schnur man verwendet, desto mehr Krümmungen und Knicke entstehen. Dieser viel zu lange Darm ist zwar nichts Neues für den Körper, in dem er sich befindet, aber mit zunehmendem Alter bauen nicht nur die Haut oder andere Äußerlichkeiten ab, sondern es kann auch zu einer Darmträgheit kommen. Dann dauert der Durchmarsch des Darminhalts länger, und weil der Dickdarm das tut, was er tun muss – nämlich dem Stuhl Wasser entziehen –, kommt es daher auch hier zu einer Verstopfung. Diese Ursache der Verstopfung kann man gut durch einen Kontrastmitteleinlauf untersuchen. In diesem Fall kann eine operative Verkürzung dieses Darmabschnitts für Abhilfe sorgen (siehe Abb. 9).

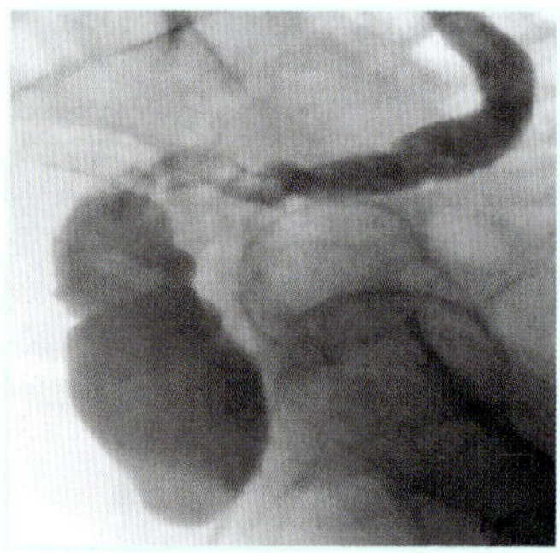

Abb. 9: **Verkürztes Sigma**
Darm nach operativer Korrektur des Sigma elongatum.

Hinton-Test

Eine weitere Methode, um eine Verstopfung festzustellen, ist der »Hinton-Test«. Dabei schluckt der Betroffene sogenannte Röntgendichtungsmarker, etwa winzige Kugeln. Anhand der Verteilung der Marker im Dickdarm, die durch eine Röntgenaufnahme sichtbar gemacht werden, kann man nach einer gewissen Zeit feststellen, ob die Passage durch den Dickdarm eher schnell, normal oder verlangsamt ist (Abb. 10).

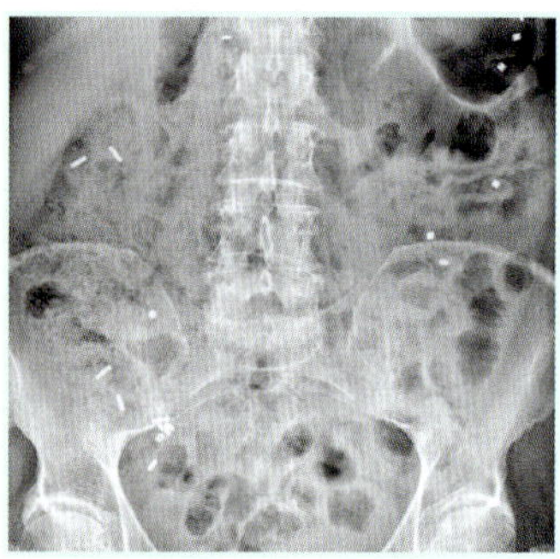

Abb. 10: **Hintontest**
Röntgenaufnahme, die die Verteilung der Markerkugeln im Darm zeigt.

Defäkografie

In der modernen Proktologie macht man außerdem eine sogenannte Defäkografie, und zwar mit einer Kernspintomografie (MRT). Bei diesem Verfahren wird der Defäkationsakt simuliert, indem der Betroffene gebeten wird zu pressen, als ob er auf dem Klo wäre. Dabei werden Bilder gefertigt. Bei dieser MRT- oder Kernspindefäkografie wird in der Regel der Enddarm mit einer gelartigen Substanz aufgefüllt. Der Patient legt sich dann auf der Seite und mit angezogenen Beinen in das Gerät. Wenn man ihn dann auffordert, wie beim Stuhlgang zu pressen, sieht man genau, wie sich die Bewegung des Darms während des Press- beziehungsweise des Defäkationsaktes in Bezug auf den Beckenboden verhält. Diese Untersuchung ist für die sogenannte Outlet-Obstruktion von besonderer Bedeutung. *Outlet* bedeutet »Ausgang«, *Obstruktion* bedeutet »Behinderung«. Das heißt, dass der Abgang von Stuhl behindert wird. Bei Personen, bei denen etwa wegen Platzangst diese Untersuchung im Kernspingerät nicht durchgeführt werden kann, kommt ein Röntgengerät zum Einsatz. Dazu werden der Darm und die Blase mit Kontrastmittel gefüllt. Durch das Kontrastmittel lassen sich diese zwei Strukturen recht gut erkennen und verfolgen. Der Betreffende setzt sich nun auf einen Plastikstuhl und es werden während der Defäkation Röntgenbilder gefertigt. Diese Bilder sind genauso gut, wenn nicht noch besser wie die der Kernspintomografie, da der Pressvorgang in sitzender Position und damit noch praxisnäher stattfindet. Die Kernspintomografie wird dennoch bevorzugt gewählt, weil hier keine Strahlenbelastung auftritt.

Behandlungsmöglichkeiten: Was kann man machen?

Glücklicherweise können 50 bis 60 Prozent der Patienten mit chronischen Verstopfungen ganz einfach konservativ behandelt werden, also ohne dass ein operativer Eingriff notwendig ist.

Eine Veränderung des Alltags (regelmäßige und ausreichende Bewegung), der Essgewohnheiten (ballaststoffreiche Nahrungsmittel), die ausreichende Zufuhr von Flüssigkeit, die Anpassung der Medikamente oder der Ausgleich von Stoffwechsel- oder Hormonstörungen führen in den meisten Fällen bereits zu einer deutlichen Symptomverbesserung. Wenn allerdings eine funktionelle Ursache der Verstopfung, sprich eine Störung in der Funktion des Organs vorliegt, bleibt nur die Chirurgie als Behandlungsoption. Heutzutage werden sämtliche Verstopfungsarten chirurgisch durch eine minimalinvasive Methode versorgt. Bei dieser sogenannten Schlüssellochchirurgie sind nur kleine Schnitte von circa 0,5 bis 1,5 Zentimeter Größe notwendig, sodass die Operation mit geringen Gewebsverletzungen durchgeführt werden kann. Die Erfolge bei der chirurgischen Behandlung von Verstopfungen sind extrem hoch. Dennoch kann man nicht behaupten, dass jeder Patient, der sich einer Operation wegen Verstopfung unterzogen hat, immer zufrieden ist. Die Unzufriedenheit kann verschiedene Gründe haben. In manchen Fällen stellt sich nach der Operation zunächst eine kurzfristige Besserung ein. Langfristig kann es jedoch zu erneuten Beschwerden kommen, etwa weil Begleiterkrankungen und ungünstige Lebensgewohnheiten, die zur Verstopfung führen können, fortbestehen. Komplikationen im Rahmen der operativen Behandlung sind selten. Die schwerwiegendste Komplikation bei Darmresektionen, also einer Darmteilentfernung, stellt die Anastomoseninsuffizienz (Undichtigkeit der neuen Darmverbindung) dar.

Die Statistik sagt, dass mindestens 20 Prozent, wenn nicht sogar 30 Prozent aller Menschen über 60 unter irgendeiner Form der Obstipation (Verstopfung) leiden. Der wahre Anteil liegt sehr wahrscheinlich deutlich höher, denn viele schämen sich, ihre Beschwerden kundzutun. Das kann verhängnisvoll sein, denn die Verstopfung ist eine ernsthafte Krankheit und Signale einer möglichen Verstopfung sollten Sie ernst nehmen.

Inkontinenz – wenn der Po nicht dicht hält

Bestimmt kennen Sie den Begriff »Inkontinenz«, und ich bin fast sicher, dass Sie ihn mit der Harninkontinenz verknüpfen – dem Umstand, dass man ungewollt Urin verliert. Das passiert üblicherweise beim Lachen oder beim Husten ebenso wie beim Laufen. In einer milderen Variante kann man die Blase bei Harndrang nicht kontrollieren. Es gibt aber auch die Stuhlinkontinenz, und um die geht es hier.

Die Stuhlinkontinenz

Allgemein beschreibt die Inkontinenz den Umstand, dass man nicht mehr Herr seines Schließmuskels ist. Dies gilt sowohl für die Harn- als auch für die Stuhlinkontinenz.

Aus dem Po kommen in der Regel weiche und feste Stühle oder Luft. Das bedeutet, dass der Begriff »Stuhlinkontinenz« zunächst nicht ganz richtig ist, denn man kann auch in Bezug auf die abgehende Luft inkontinent sein. Damit ist das Pupsen unaufhaltbar, egal, wo man sich gerade befindet. Das ist verständlicherweise häufig mit einem sehr starken Schamgefühl verbunden. Mithin wäre der Begriff »Analinkontinenz« eher angebracht, weil er dieses Phänomen mit einschließt. Nichtsdestotrotz werden beide Begriffe gleichwertig verwendet. Entsprechend werden in diesem Text auch beide Begriffe, also Analinkontinenz und Stuhlinkontinenz, als Synonyme eingesetzt.

Grad-I-Inkontinenz

Die Analinkontinenz lässt sich in drei Schweregrade einteilen. Man spricht von der milden Inkontinenz oder auch Grad-I-Inkontinenz, wenn Luft nicht kontrolliert werden kann, Winde also unaufhaltbar abgehen. Das entscheidende Kriterium für Inkontinenz Grad 1 ist, dass man den Stuhl noch halten kann.

Grad-II-Inkontinenz

Ab Grad II der Inkontinenz spricht man richtigerweise von der Stuhlinkontinenz. Kennzeichnend für die Inkontinenz Grad II ist der Verlust flüssiger Stühle. Man merkt plötzlich: Ups es wird feucht in der Unterhose. Bei Grad II der Inkontinenz ist somit das entscheidende Kriterium, dass man flüssigen Stuhl nicht halten kann. Es besteht das Unvermögen, Luft und flüssige Stühle zu halten.

Grad-III-Inkontinenz

Dann gibt es die Inkontinenz Grad III, die die schwerste Form der Inkontinenz darstellt und den Verlust von festem Stuhl bedeutet. Es versteht sich von selbst, dass ein Mensch, der ungewollt festen Stuhl verliert, flüssige Stühle und auch Luft nicht halten kann.

Einteilung der Inkontinenz:

- Grad I: unkontrollierter Abgang von Luft
- Grad II: unkontrollierter Abgang von Luft und flüssigem Stuhl
- Grad III: unkontrollierter Abgang von Luft, flüssigem und festem Stuhl

Alltag mit Inkontinenz – ein Spießrutenlauf

Für die Betroffenen hat eine Inkontinenz große Auswirkungen auf das ganze Leben. Wenn es zu ein paar »kleinen Unfällen« gekommen ist – und die passieren immer in den ungünstigsten Augenblicken –, sieht sich der Betroffene gezwungen, sich zu isolieren, sein Leben komplett umzustellen und nach seinem Leiden auszurichten. Das bedeutet: Man trifft sich nicht mehr regelmäßig mit Freunden und Bekannten im Lieblingscafé, geht nicht mehr auf den Sportplatz, ins Kino oder Theater und auch das Einkaufen wird zu einer genau berechneten Aktion aus Angst vor einem »kleinen Unfall«. Das gewohnte Umfeld, dem man sich nicht offenbaren möchte, hat es plötzlich mit einem anderen Menschen zu tun.

Not macht erfinderisch

Die Inkontinenz gibt den Takt vor, und erstaunlicherweise lernen die Betroffenen schnell Wege und Tricks, damit umzugehen. Unter Inkontinenz leidende Patienten berichten immer wieder von ihren gut durchdachten Vorgehensweisen, wenn sie das Haus verlassen möchten.

Als Allererstes wird morgens die Toilette aufgesucht und man entleert sich. Dann stellt man die Uhr beziehungsweise den Wecker, um spätestens alle paar Stunden sein Geschäft zu erledigen. Frisch von der Toilette traut man sich, kurz rauszugehen – stets die Uhr im Blick. Die Verfügbarkeit schnell erreichbarer Toiletten nimmt eine zentrale Stellung in der Ausflugsplanung ein. Man versucht, nur dort einzukaufen, wo man genau weiß, dass es dort eine Kundentoilette gibt. Oder man kennt die Belegschaft mittlerweile so gut, dass man den Schlüssel zur Toilette problemlos und schnell bekommt. Eine weitere Taktik ist, in der Nähe des zu besuchenden Ortes einen Bekannten zu haben, dem man gebeichtet hat, dass »da unten etwas nicht so gut funktioniert«. Eine Beichte, die viel Überwindung gekostet hat. Der Ausflug wird entsprechend auch nur dann gewagt, wenn diese Person daheim ist, um für den Notfall eine Anlaufstelle zu haben.

Schwierig für manche Betroffene ist auch, den persönlichen Kontakt mit Freunden und Familienangehörigen aufrechtzuerhalten, wenn sie weit entfernt leben. Wenn ein solch weit entferntes Besuchsziel angesteuert werden soll, dann wird die

Route so festgelegt, dass man genau einplant, wo sich Raststätten befinden, damit man schnell zur Toilette kann. Aber wehe, es kommt zu einem Stau! Schon wenn ein Stau nur angekündigt wird und man gerade mal eine halbe Stunde von einem angenommenen Zwei-Stunden-Rhythmus der Darmentleerung entfernt ist, setzt Panik ein.

Sie sehen also: Das Leben, der ganz normale Alltag wird für den Betroffenen sehr stressig und lässt sich nur noch mit Fantasie und akribischer Planung bewältigen.

Schätzungsweise leiden gut 20 Prozent der erwachsenen Menschen unter einer Form der Analinkontinenz. Anders gesagt: Wenn Sie fünf erwachsenen Menschen begegnen, leidet rein statistisch mindestens einer von ihnen unter einer Inkontinenz.

Handeln statt verdrängen

Für gewöhnlich haben die Betroffenen schon sehr viel ausprobiert, was gegen ihr Leiden helfen oder es erträglicher machen könnten. Dazu gehören insbesondere Mittel, die den Stuhl eindicken sollen, aber auch das Tragen von Windeln, Vlieseinlagen und sogenannten Analtampons. Trotz massiver Einbußen in der Lebensqualität behelfen sich viele mehr schlecht als recht mit solchen Selbsthilfe-Mitteln. Das Schamgefühl ist oft sehr hoch und viele fühlen sich in ihrer menschlichen Würde angegriffen. Mancher kommt sich vor wie ein Gefangener. Man ist zwar nicht hinter Gittern eingesperrt, aber die Inkontinenz hat eine starke Einschränkung geschaffen, eine Unfreiheit, die sich wie Freiheitsentzug anfühlt.

Spätestens wenn Sie an diesem Punkt angelangt sind, sollten Sie handeln. Ein anderes Leben ist nämlich wieder möglich. Und ich möchte an dieser Stelle dem Kapitel »Die Scheu vor dem Proktologen« (Seite 171) vorgreifen und Sie als Arzt ansprechen. Sie brauchen sich nicht zu schämen, mit uns Ärzten darüber zu sprechen. Ärzte sind solche Situationen gewohnt, denn das ist beileibe keine seltene Problematik.

Untersuchung und Diagnosestellung

Viele Patienten erkennen, dass sie mit viel Aufwand ihre Lebensgewohnheiten angepasst haben und die Situation trotzdem nicht besser wird. So viel muss klar sein: Die Inkontinenz ist eine Krankheit, und sie kann in seltenen Fällen sogar ganz plötzlich auftreten. Diese Krankheit bringt an sich keinen um, dennoch kann sie den Alltag so über den Haufen werfen, dass die Lebensfreude gegen null geht. Man sollte also handeln und zum Arzt gehen. Aber was passiert, wenn man mit diesen Symptomen einen Arzt aufsucht?

Zunächst wird die genaue Krankengeschichte erhoben. Dazu kommt ein Fragebogen zum Einsatz und ein sogenanntes Stuhltagebuch wird erstellt. Der Einfluss der Inkontinenz auf die Lebensqualität des Betroffenen ist dabei ein Kernpunkt. Anschließend erfolgt eine allgemeine körperliche und eine proktologische Untersuchung.

Bei der proktologischen Untersuchung lässt sich im Rahmen der »kleinen Hafenrundfahrt« schon die Funktion des Schließmuskels beurteilen. Sie erinnern sich, dass bei der Untersuchung der Proktologe einen Finger in den Po des Betroffenen einführt und ihn auffordert, seinen Po zusammenzukneifen. Wenn sich nun trotz großer Konzentration und Anstrengung am Schließmuskel nichts tut, ist klar: Da liegt eine Inkontinenz vor. Im Anschluss wird eine Enddarmspiegelung und idealerweise auch eine Dickdarmspiegelung vorgenommen.

	Nie (0 Punkte)	Seltener als 1× pro Monat (1 Punkt)	Häufiger als 1× pro Monat (2 Punkte)	Häufiger als 1× pro Woche (3 Punkte)	Meist täglich (4 Punkte)
Wie oft verlieren Sie unkontrolliert festen Stuhl?					
Wie oft verlieren Sie flüssigen Stuhl?					
Wie oft verlieren Sie unfreiwillig Winde?					
Wie oft tragen Sie eine Vorlage?					
Wie oft müssen Sie wegen Stuhlproblemen Ihre festen Lebensgewohnheiten abändern?					

Stuhltagebuch bei Inkontinenz

Anhand der Angaben des Fragebogens lässt sich ein Punktwert errechnen, der den Schweregrad der Inkontinenz beschreibt. Es kann ein Punktwert zwischen 0 (volle Kontinenz) und 20 (völlige Inkontinenz) errechnet werden. Hierbei ist die Inkontinenz umso schwerer, je höher der ermittelte Punktwert liegt.

Quelle: Cleveland Clinic Incontinence Score

Analmanometrie

Danach kommt eine weitere spezielle Untersuchung, die Analmanometrie (Druckmessung des Schließmuskels, siehe Seite 25). Der Po hat zwei Schließmuskel: einen inneren (Sphinkter ani internus) und einen äußeren (Sphinkter ani externus). Der innere Schließmuskel ist nicht willkürlich steuerbar, wohingegen der äußere Schließmuskel willentlich kontrolliert werden kann. Man setzt also den äußeren Schließmuskel ein, wenn man aktiv den Po zukneift, beispielsweise um nicht etwa im Meeting pupsen zu müssen. Hier ist mit der Bezeichnung »Schließmuskel«

immer der äußere Schließmuskel gemeint, da dieser Muskel für die bewusste Kontinenzleistung verantwortlich ist.

Bei der Analmanometrie wird eine Sonde in den After eingeführt und das Gerät zeichnet die Druckentwicklung im Schließmuskel auf, wenn er willentlich zusammengezogen wird. Dazu soll sich der Betroffene etwa vorstellen, dass er mit Freunden unterwegs oder mitten in einer Besprechung ist, Stuhldrang spürt und ihn mit aller Kraft unterdrücken will. Bei dieser Untersuchung kann ganz objektiv festgestellt werden, ob der Schließmuskel überhaupt funktioniert oder nicht.

Analendosonografie

Als Nächstes schließt sich eine sogenannte Analendosonografie an. Die Sonografie ist eine Ultraschalluntersuchung. Man führt also einen Schallkopf in den After ein – ähnlich wie bei der Vorsorgeuntersuchung für Frauen, wo der Schallkopf vaginal eingeführt wird, oder im Rahmen der Prostatavorsorge bei Männern, wobei die Prostata transanal (durch den Anus) per Sonografie untersucht wird.

Bei dieser Ultraschalluntersuchung des Enddarms einschließlich des Schließmuskels achtet man insbesondere bei Frauen auf Risse am Schließmuskel, die während einer Geburt als Dammriss entstanden sein könnten. Der Schließmuskel ist ringförmig, und wenn an einer Stelle eine Unterbrechung entsteht, kommt der zirkuläre Verschluss nicht mehr zustande. Das lässt sich gut mit einem Haargummi vergleichen, das ebenfalls kreisförmig, geschlossen und dehnbar ist.

Man geht mit den Fingern in den Kreis, spannt das Gummi auf, zieht die Haare durch und beim Herausziehen der Finger lässt die Spannung nach und das Haargummi umschließt die Haare. Hätte das Gummi auf einer Seite einen Riss, dann könnte keine Spannung aufgebaut werden und das Haargummi wäre nicht mehr zu gebrauchen.

Ebenso kann ein Riss im Schließmuskel dazu führen, dass er nicht mehr so funktioniert, wie er soll. Einen solchen Riss kann man durch die Analsonografie erkennen.

Behandlungsmöglichkeiten: Was kann man machen?

Die erhobenen Befunde werden unter Berücksichtigung der Beschwerden ausgewertet. Die Diagnose, die sich daraus ergibt, wird mit dem Betroffenen besprochen.

Meistens haben die Betroffenen die ersten therapeutischen Maßnahmen schon geleistet und etwa ihre Lebensgewohnheiten bereits verändert. Sie wissen sehr häufig, welche Nahrungsmittel blähend wirken und besser weggelassen werden. Denn durch blähende Lebensmittel werden mehr Gase im Darm produziert, was wiederum zu häufigeren unkontrollierten Winden führt. Die Betroffenen lernen, auf Zwischenmahlzeiten zu verzichten, denn das, was oben reinkommt, muss irgendwann auch wieder rauskommen – und dummerweise sucht sich der Inhalt des Darmtrakts oft die unpassendsten Zeiten, um ins Freie zu wollen. Häufig werden auch Analtampons verwendet, damit man sich überhaupt traut, an Ereignissen wie zum Beispiel Familienfeiern teilzunehmen. Auch diverse Verstopfungsmedikamente (beispielsweise Immodium akut) wurden von vielen Betroffenen schon ausprobiert. Wenn all diese Maßnahmen keinen oder nicht den gewünschten Erfolg haben, wird häufig erst dann ärztliche Hilfe gesucht.

Konservative Therapien

Erfreulicherweise kann den Patienten meistens durch konservative – also nicht-operative – Maßnahmen geholfen werden. Die eben genannten Maßnahmen sind ein erster Schritt. Ergänzend kommen eine Beckenbodengymnastik unter fachlicher Anleitung (Physiotherapie) sowie eine Biofeedbacktherapie dazu.

Bei einer Biofeedbacktherapie wird mithilfe eines Geräts die Effizienz der Beckenbodengymnastik durch ein akustisches oder ein optisches Signal angezeigt. Damit kann man die Übungen noch besser steuern. Während die Beckenbodengymnastik auf eine Verstärkung des Beckenbodens abzielt, werden beim Biofeedback eine verbesserte Wahrnehmung und die Kontrolle des Beckenbodens inklusive des Schließmuskels geschult. Die Inkontinenz bessert sich meistens unter diesen konservativen Maßnahmen und die Lebensqualität nimmt wieder deutlich zu.

Sphincter Repair – Reparatur des Schließmuskels

Bleiben die Erfolge der konservativen Maßnahmen aus und verbessert sich die Lebensqualität nicht, dann stehen unterschiedliche operative Verfahren für die Inkontinenzbehandlung zur Verfügung.

Wenn die proktologischen Untersuchungen eine Verletzung des Schließmuskels gezeigt haben, kann der Chirurg diesen Riss im Schließmuskel reparieren (»Sphincter Repair«). Dafür wird der Schließmuskel freigelegt und die Enden des gerissenen Schließmuskels werden miteinander vernäht. Die Ergebnisse dieser Operation sind anfänglich gut, können jedoch nach einigen Jahren langsam nachlassen, was dazu führt, dass die Inkontinenz wieder zunimmt. Dennoch stellt dieses Verfahren eine bewährte erste Maßnahme dar.

Nervenstimulation – die Schrittmachertherapie

Bei einem anderen Verfahren werden die Nerven gezielt stimuliert. Dabei wird der Schließmuskel beziehungsweise der Beckenboden durch eine in den Nervenkanal eingesetzte Elektrode mit kleinen Stromimpulsen angeregt. Das ist im Prinzip wie bei einem Herzschrittmacher, deshalb nennt man dieses Verfahren »Schrittmachertherapie der Inkontinenz«.

Die Funktion ist ähnlich wie beim Muskelaufbau durch Stromimpulse, wie er seit ein paar Jahren in speziellen Fitnessstudios angeboten wird. Durch die Stromimpulse werden die Muskeln trainiert. Genau das passiert auch mit dem Schließmuskel.

Bei der Nervenstimulation gibt es zwei verschiedene Möglichkeiten: die sogenannte Tibialnervenstimulation und die Sakralnervenstimulation. Der Tibialnerv läuft in der Innenseite des Beins und des Fußes und wird mit Elektroden im Bereich des Unterschenkels oder Fußes stimuliert. Die Sakralnerven befinden sich in den Nervenkanälen im Bereich des Sitzbeins. Die Tibialnervenstimulation kann mit Nadelelektroden durchgeführt werden, sozusagen wie eine elektrisch verstärkte Akupunktur. Auf Wunsch können auch Klebeelektroden verwendet werden.

Im Unterschied dazu muss die Sonde für die Sakralnervenstimulation während einer kurzen Narkose in den Nervenkanal eingebracht werden. Sie hat Widerhaken, damit sie nicht wieder aus dem Nervenkanal rausrutscht. Zunächst erfolgt über einen Zeitraum von zwei Wochen eine Teststimulation mittels eines externen Schrittmachers.

Vor der Implantation der Testsonde wird mindestens zwei Wochen lang ein Stuhltagebuch geführt. Damit soll die Schwere der Inkontinenz vor Beginn der Maßnahme dokumentiert werden.

Das verlangt die Krankenkasse. Nach der Implantation der Testsonde muss erneut zwei Wochen lang ein Stuhltagebuch geführt werden. Dann wird geschaut, ob die Teststimulation überhaupt etwas gebracht hat.

Den eigentlichen, dauerhaften Schrittmacher bekommt man, wenn mit der Testsimulation nachweislich eine Verbesserung der Inkontinenz von mindestens 50 Prozent erreicht wurde. Etwa wenn der Betroffene statt zehnmal nur noch fünfmal am Tag zur Toilette muss. Das gilt auch für die Anzahl der inkontinenten Tage, also wenn nach der Implantation beispielsweise nur noch an drei Tagen statt an sechs Tagen Inkontinenz dokumentiert wird. Damit ist klar, dass dieser Patient von einem dauerhaften Schrittmacher profitieren wird.

Für die Implantation des dauerhaften Schrittmachers wird eine kleine Tasche unter der Haut im Bereich des unteren Rückens beziehungsweise des Gesäßes (seitlich, sodass es beim Sitzen nicht stört) im Unterhautfett geschaffen.

Der Schrittmacher wird anschließend mit der Sonde verbunden und unter der Haut in der kleinen Tasche versenkt. Er hat eine Lebensdauer von gut zehn Jahren. Wenn es tatsächlich zu einer Infektion kommen sollte, wenn der Träger wider Erwarten auf Dauer nicht mit dem Implantat zurechtkommt oder wenn der Schrittmacher aus anderen Gründen versagt, kann er wieder entfernt werden.

Die Schrittmacherstimulation ist eine Therapieoption mit guten Ergebnissen und schon viele von Inkontinenz Betroffene profitieren davon. Erstaunlich ist, dass auch Patienten, die einen Riss im Schließmuskel haben, ebenfalls von dieser Schrittmacherstimulation profitieren, und zwar ohne vorherige Reparatur des Schließmuskelrisses.

Künstlicher Schließmuskel

Der Inkontinenz kann auch durch die Verwendung eines künstlichen Schließmuskels begegnet werden. Dabei gibt es zwei Varianten. Die eine besteht aus einem Magnetring, der in einer aufwendigen Operation um den Schließmuskel gelegt wird. Dieser Ring besteht aus mehreren kleinen Magnetkugeln, die durch ein Gummiband verbunden sind, ähnlich wie ein Perlenarmband. Im Ruhezustand ziehen die Magnete einander an, wodurch der Anus geschlossen wird. Wenn man sich zum Stuhlgang aufs Klo setzt, werden die Magnete durch den Druck des Stuhls auseinandergedrängt, sodass der Po-Ausgang aufgeht.

Hier möchte ich Ihnen die möglichen Komplikationen nicht verschweigen. Nach einer Magnetband-Implantation kann es zu einem Durchbruch des Darms oder des Schließmuskels kommen. Außerdem gilt der Po-Bereich als eine Oase für Bakterien. Implantationen von Fremdkörpern dort sind besonders gefährdet, weil es schnell zu Infektionen kommen kann. Wenn sich der künstliche Schließmuskel entzünden würde, müsste er wieder ausgebaut werden, und das könnte zu weiteren Komplikationen führen. Beispielsweise könnte es zu einer zusätzlichen Verletzung des Schließmuskels mit weiteren Verschlechterungen der Kontinenz kommen.

Die zweite Variante eines künstlichen Schließmuskels besteht aus einer Manschette und einem Reservoir. In der Manschette befindet sich ein Hohlraum, der mit Wasser oder mit einer Flüssigkeit, die sich im Reservoir befindet, gefüllt wird. Das System wird über einen Schalter per Knopfdruck gesteuert. Beim Mann liegt der Schalter im Hodensack, bei der Frau wird der Schalter in die große Schamlippe eingebaut. Das Problem bei diesem System besteht darin, dass es eine Weile braucht, bis das System sich leert beziehungsweise füllt. Nichtsdestotrotz ermöglicht es auf Knopfdruck, den Darm zu entleeren. Und das funktioniert folgendermaßen: Wenn man den Darm entleeren will, drückt man auf den Schalter. Daraufhin wird die Flüssigkeit aus der Manschette ins Reservoir gepumpt. Dadurch öffnet sich der Po-Ausgang und man kann sein Geschäft erledigen. Im Anschluss daran, circa 15 Minuten später, fließt die Flüssigkeit aus dem Reservoir zurück in die Manschette und verschließt den Po-Ausgang wieder.

Bei diesem System ist jedoch anzumerken, dass der Träger kognitiv, also geistig in der Lage sein muss, gezielt diesen Schalter zu betätigen – sonst würde sich die Inkontinenzsituation in eine Verstopfungssituation verändern.

Auch bei dieser Variante besteht das Risiko, dass es zu einer Infektion des Systems kommt, die man letztendlich beseitigen muss, indem man das Teil wieder ausbaut.

Grazilisplastik

Eine weitere chirurgische Therapie der Stuhlinkontinenz besteht darin, dass man einen Muskel aus dem Oberschenkel um den Schließmuskel legt. Dieser Muskel wird »Grazilis« genannt und die Operation wird als »Grazilisplastik« bezeichnet.

Die Grazilismuskulatur ist eine Muskulatur im inneren Teil des Oberschenkels, die quasi vom Becken bis knapp oberhalb des Knies verläuft. Diese Muskulatur hat lediglich eine stabilisierende Funktion, sodass jederzeit darauf verzichtet werden kann. Der Grazilis-Muskel ist gleichzeitig schmal und nach unten, also Richtung Knie, läuft er in eine lange und dünne Platte aus. Die Operation, die für diese Therapie durchgeführt wird, läuft ungefähr so ab: Der Muskel wird von der Anheftungsstelle im Bereich des Knies ausgelöst, nach oben getunnelt, also innerhalb des Körpers verschoben, einmal um den Schließmuskel gewickelt und anschließend am gegenüberliegenden Schambein befestigt. Ganz wichtig ist, dass bei der Herausnahme der Muskulatur die Nerven und Gefäße, die die Muskulatur versorgen, nicht zerstört werden.

Jetzt müssen Sie sich vorstellen, dass jede Muskulatur, die am Skelett hängt, willkürlich kontrolliert werden kann. Das heißt, wenn man dieses Verfahren anwendet, haben Sie auf einmal wieder die Kontrolle über Ihren Schließmuskel. Sie lernen nach dieser Operation unter physiotherapeutischer Anleitung, gezielt diesen Muskel anzuspannen. Wenn sich der Muskel zusammenzieht, wird der Schließmuskel beziehungsweise der Po-Ausgang verschlossen. Entspannt sich diese Muskulatur, geht der Ausgang wieder auf. Wahnsinn, oder?

Im wahrsten Sinne des Wortes kann man, indem man seine Oberschenkelmuskulatur gut beherrscht, seine Inkontinenz im Grunde genommen loswerden. Unglaublich, aber wahr.

Diese Operation ist jedoch sehr aufwendig und klappt nicht immer. Es braucht lediglich eine kleine Dehnung der Nerven, und schon ist diese Muskulatur nicht mehr brauchbar. Auch derjenige, der mit so einem Verfahren versorgt werden sollte, muss geistig in der Lage dazu sein, die Physiotherapie gut mitzumachen und sein Körpergefühl zu beherrschen.

Künstlicher Darmausgang

Wenn alle Stricke reißen, bleibt für die Betroffenen ein künstlicher Darmausgang (Stoma) als letzter Ausweg. Trotz großer Fortschritte in der Medizin – ohne künstlichen Darmausgang geht es bis heute nicht. Ich habe viele Patienten, die mich nur deswegen aufgesucht haben, um sich ausführlich über einen künstlichen Darmausgang beraten zu lassen. Er ist noch immer ein Tabuthema – zu Unrecht, wie ich finde. Die Stoma-Produkte wurden so stark weiterentwickelt, dass Stoma-Träger einfach und ganz normal weiterleben können. Diese Produkte sind geruchsneutral und können gut in der Hose, unterm Hemd, unterm Kleid oder unterm Rock versteckt werden (siehe Kapitel »Stoma – ein künstlicher Ausgang für den Darm« ab Seite 87).

Auch bei einer schweren Inkontinenz, die nicht anders zu behandeln ist, gibt es also eine gute Lösung, die die Lebensqualität wiederherstellt. In diesem Fall ist es sehr sinnvoll und sehr ratsam, einen künstlichen Darmausgang anzulegen. Man nimmt das Heft der Kontrolle über sein Leben wieder in die Hand, kann wieder in ein Restaurant gehen, sich wieder mit Freunden treffen, braucht sich keine Gedanken darüber zu machen, wo die nächste Toilette ist und so weiter.

Viele Patienten sagen sogar: »Diese moderne Medizin möchte ich nicht haben. Ich möchte keinen Schrittmacher, ich möchte keinen künstlichen Schließmuskel, ich will einfach meinen künstlichen Darmausgang und habe endlich Ruhe.« Wichtig dabei ist, dass sich die Betroffenen über die verschiedenen Therapiemöglichkeiten mit allen Vor- und Nachteilen informieren.

Auch wenn der Proktologe Ihnen alles ausführlich erklärt und Ihnen so gut wie möglich mit Ratschlägen und Erfahrungsberichten hilft – eine Entscheidung müssen schlussendlich Sie als Patient treffen. Aufgabe des Arztes ist es, Sie so umfassend wie möglich über die Möglichkeiten und Auswirkungen der unterschiedlichen Methoden zur Inkontinenzbehandlung zu informieren.

Prolaps – Hilfe, mir fällt was aus dem Po!

Für das Phänomen, dass einem etwas »aus dem Po fällt«, ist in vielen Fällen der Beckenboden (mit)verantwortlich. Der Beckenboden muss im Laufe der Zeit ziemlich viel aushalten.

Insbesondere bei Frauen stützt der Beckenboden letztendlich die Harnblase, die Gebärmutter und den Mastdarm (bei Männern Harnblase und Mastdarm). Bei Schwangerschaften kommen noch die Babys dazu und daneben auch die Plazenta, also der Mutterkuchen jedes Babys. Der Beckenboden steht bei Frauen also unter einer sehr hohen Belastung. Mit den Jahren lässt die Muskelkraft nach und der Beckenboden wird schwächer, ebenso gibt seine Elastizität nach, sodass die Organe, die den Beckenboden als »Stütze« brauchen, nicht mehr richtig gehalten werden. Dadurch kann es zu einem Vorfall der Beckenorgane (Blase, Gebärmutter und Mastdarm) kommen.

Was ist ein Darmvorfall?

Ein Mastdarmvorfall – auch »Rektumprolaps« genannt – entsteht, wenn die Schleimhaut des Mastdarms hin und wieder durch den Anus herausfällt (Abb. 11).

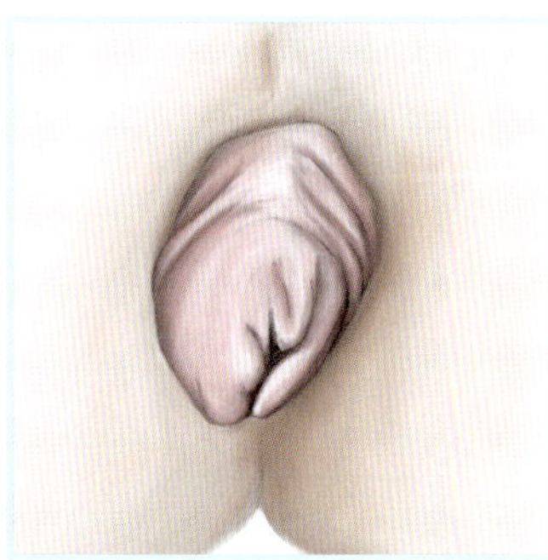

Abb. 11: **Mastdarmvorfall (Rektumprolaps)**
Ein bienenstockähnliches Gebilde: der Rektumprolaps.

Anfänglich kann der Prolaps mit dem Stuhlgang zusammenhängen, das heißt, es kommt beim Stuhlgang, wenn man presst, zu einem Mastdarmvorfall. Wenn das geschieht, kann der Vorfall wieder von allein zurück in den Po-Kanal rutschen (etwa wie bei Hämorrhoiden zweiten Grades, siehe Seite 43). Im späteren Verlauf kann es unabhängig vom Stuhlgang zum Vorfall kommen; der Mastdarm fällt dann nicht nur beim Stuhlgang, sondern auch im Ruhezustand heraus.

Der Rektumprolaps kommt überwiegend bei Frauen vor, bei Männern ist er quasi eine Rarität. Das liegt wahrscheinlich an der Anatomie des Beckenbodens, wie ich oben schon erklärt habe.

Wer von einem Prolaps betroffen ist, beschreibt das als ein Gefühl, als würde etwas aus dem Po herausfallen. Dazu kommt ein Fremdkörpergefühl im Analbereich. Ganz typisch ist auch das Gefühl der unvollständigen Darmentleerung. Die Verstopfung entsteht, weil der Analkanal beziehungsweise der Po-Ausgang durch den Vorfall verstopft wird. Die Unterhose ist feucht, denn die Schleimhaut des herausgefallenen Darms produziert Schleim.

Bei wiederholtem Prolaps schürft sich die Schleimhaut des herausgefallenen Darms gegen die Unterhose oder auch gegen die Haut im Bereich der Pofalte auf, sodass die Schleimhaut abgeht und es anfängt zu bluten. Schmerzen bereitet das keine, weil die innen liegende Darmschleimhaut im Gegensatz zu der am Po-Ausgang befindlichen Schleimhaut keine Nerven enthält. Wer hinfasst und den Prolaps ertastet, bemerkt, dass sich da etwas fleischig-weich und meistens schmierig anfühlt.

Behandlungsmöglichkeiten: Was kann man machen?

Der Prolaps ist zunächst relativ einfach zu beheben, er lässt sich in den meisten Fällen problemlos zurückdrücken. So weit, so gut – in der akuten Situation. Bei wiederholtem Prolaps sollte eine chirurgische Therapie erfolgen. Dabei gilt wie so oft:

Je früher man zum Arzt geht, umso einfacher lässt sich der Mastdarmvorfall behandeln. Die operative Behandlung besteht in der Entfernung des herausfallenden Darmanteils. Zuvor sollte der Dickdarm per Darmspiegelung untersucht werden.

Transanale Operation

Eine gute chirurgische Option ist die »transanale Resektion« des Prolapses. Hiermit ist eine Entfernung des überschüssigen und herausfallenden Darms durch den After gemeint. Dabei kommen unterschiedliche Techniken zur Anwendung. Das von mir favorisierte Verfahren ähnelt der Behandlung von Hämorrhoiden mittels eines Klammergeräts (siehe Seite 48). Je kleiner der Vorfall ist, umso nachhaltiger ist diese Methode – warten Sie also nicht zu lange, denn das Problem erledigt sich nicht von selbst. Größere Vorfälle lassen sich mit dieser Technik zwar auch angehen, aber es besteht das Risiko, dass der Erfolg nicht lange anhalten wird, da der überschüssige, herausfallende Darmanteil möglicherweise nicht komplett entfernt wurde. Es kann also nach einer gewissen Zeit zu einem erneuten Prolaps kommen.

Trotz dieses Risikos halte ich die transanale Resektion als erste Maßnahme bei den meisten Patienten für eine sehr gute Behandlungsmethode. Insbesondere deswegen, weil eine Wiederholung des Eingriffs bei einem erneuten Vorfall möglich ist. Auch betagte oder schwer kranke Patienten vertragen diesen Eingriff sehr gut.

Transabdominelle Operation

Als Alternative gibt es die Möglichkeit, den Vorfall transabdominell (durch den Bauch) zu beseitigen. Das kann mit oder ohne Entfernung eines Darmteils einhergehen sowie mit der

Implantation eines Kunststoffnetzes erfolgen, das den betroffenen Bereich stützt. Heutzutage wird dieser Eingriff minimalinvasiv (siehe Seite 62) durchgeführt. Wie jeder Eingriff birgt auch diese Operation Risiken (Darmverletzung, Darmundichtigkeit), die Folgeoperationen nach sich ziehen können. Außerdem kann es auch hier zu einem erneuten Prolaps kommen. Daher sollte meiner Meinung nach stufenweise vorgegangen werden: Zunächst sollte die transanale Operationsvariante durchgeführt werden, und wenn diese nicht ausreicht, dann erst die transabdominelle Variante.

Chronischer Prolaps – die Folgen

Ein chronischer Prolaps führt irgendwann dazu, dass der Schließmuskel mit der Zeit schlaff und insuffizient wird, er kann also zu Inkontinenz führen (ausführliche Informationen dazu finden Sie im Kapitel »Inkontinenz – wenn der Po nicht dicht hält« ab Seite 63). Die Inkontinenz wird sich allerdings erst nach der Beseitigung des Prolapses zeigen, wie im Kapitel »Hämorrhoiden – geschwollene Gefäßkissen« auf Seite 44 beschrieben wurde. Also »bedankt« sich der Po für die Beseitigung des Vorfalls mit einer Inkontinenz – wenn Sie zu lange zuwarten. Das ist ein weiteres wichtiges Argument, weshalb der Prolaps zeitnah versorgt werden sollte. Insgesamt bedeutet eine frühe Behandlung eine einfache Operation mit sehr guten Ergebnissen und einer hohen Zufriedenheit bei erhaltener Kontinenz.

Polypen, Hämorrhoiden und perianale Venenthrombosen

Ein anderer Grund, weshalb einem etwas aus dem Po herausfallen kann, ist das Hämorrhoidalleiden. Im Kapitel »Hämorrhoiden – geschwollene Gefäßkissen« wurden die verschiedenen Schweregrade bei Hämorrhoidalleiden beschrieben. Die Hämorrhoiden dritten Grades fallen beim Stuhlgang heraus und lassen sich wieder zurückschieben. Die Hämorrhoiden vierten Grades fallen heraus und bleiben jedoch draußen (siehe Seite 43).

Außerdem können Polypen im Bereich des Enddarms aus dem Po herausfallen. Polypen sind Schleimhautüberwucherungen, die manchmal im Darm vorhanden sind. Sie sind meistens gestielt, das heißt, sie hängen an einem langen Stiel. Diese gestielten Polypen sind sehr beweglich und können deshalb beim Stuhlgang aus dem Po fallen. Beim Po-Abwischen bemerkt man einen heraushängenden Polypen als hügelige Auswölbung. Wer ihn abtastet, fühlt einen fleischigen Klumpen. Viele denken zunächst, das sei eine Hämorrhoide. Kleine Polypen im Analkanal werden »Fibrome« genannt.

Ein letzter Befund, der zu diesem Abschnitt passt, ist die perianale Venenthrombose. Das ist ein Blutgerinnsel in den kleinen Venen, die am Rand des Anus, also perianal, zu finden sind. Im Unterschied zu Polypen, Hämorrhoiden und dem Mastdarmvorfall, die alle überwiegend schmerzlos sind, ist eine perianale Venenthrombose sehr schmerzhaft.

Wie entstehen perianale Venenthrombosen?

Für den Bluttransport im Körper gibt es zum einen die Arterien, die unter hohem Druck stehen und sauerstoffreiches Blut vom Herzen transportieren, und zum anderen die Venen, die eher ein Niederdrucksystem darstellen, durch das verbrauchtes Blut aus dem Gewebe fließt. Im Bereich des Anus hat man viele Venen, ein regelrechtes Venengeflecht. Wer beim Stuhlgang zu stark presst, setzt dort die Venen sozusagen unter Druck, sodass das Blut in den Venen nicht mehr abfließen kann. Es entsteht ein Blutgerinnsel an dieser Stelle. Das passiert nicht nur bei starkem Pressen auf der Toilette, sondern etwa auch, wenn man schwere Sachen schleppt. Durch dieses Blutgerinnsel kommt es zu einer Schwellung, die bei näherer Betrachtung bläulich gefärbt ist (siehe Abb. 12).

Diese Schwellung löst einen Druckschmerz aus, der aufgrund der vielen Nerven am Po-Ausgang höllisch wehtut.

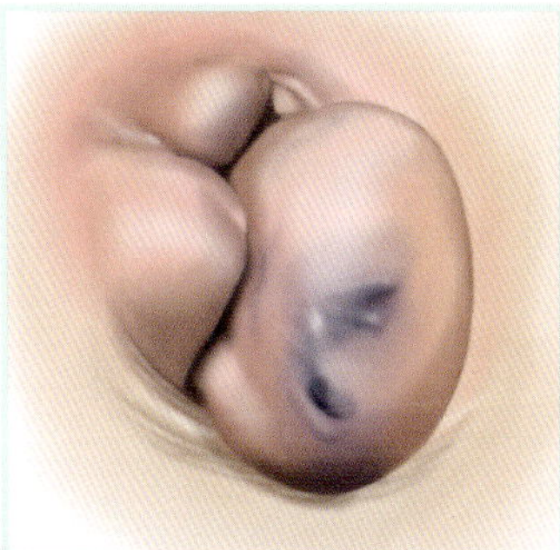

Abb. 12: **Perianale Venenthrombose**
Venenschwellung, die wegen des gestauten Blutes bläulich aussieht.

Interessanterweise begeben sich viele Betroffene nicht unmittelbar nach dem Einsetzen der Schmerzen in ärztliche Behandlung. Die meisten warten mit der Konsultation eines Arztes zwei bis drei Tage, und dann ist der Grund, weshalb diese Menschen zum Arzt gehen, nicht der Schmerz allein, sondern vielmehr die Tatsache, dass sie im Po-Bereich etwas ertastet haben, das sie beunruhigt oder sogar ängstigt. Die Schmerzen waren zwar anfänglich sehr stark, haben aber allmählich nachgelassen. Das liegt einfach daran, dass der Körper sich an diese Dehnung, diese Schwellung gewöhnt hat.

Ein Problem, das sich von selbst löst

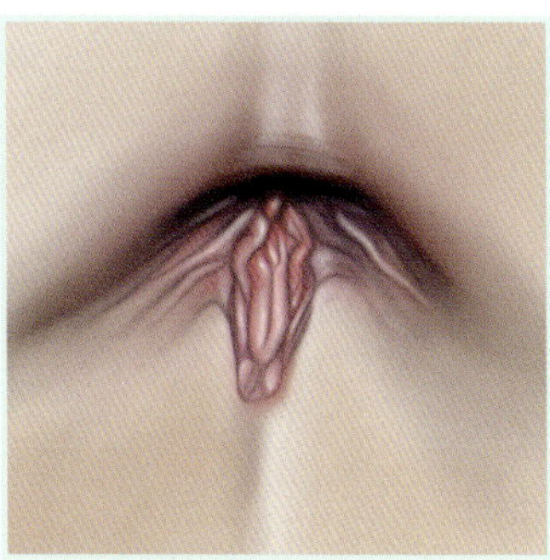

Abb. 13: **Mariske**
Hautfalte nach dem Abheilen einer perianalen Venenthrombose.

Was macht nun der Proktologe? Die Diagnose ist per Blickdiagnose (also beim reinen Betrachten) schnell gestellt, der Befund ist harmlos. So eine Thrombose kann eben bei starkem Pressen zustandekommen und dann erst mal sehr wehtun. Die Schmerzen werden immer weniger, weil der Körper das tut, was er am besten kann: sich selbst heilen. Der Körper nimmt dieses Blutgerinnsel auf und am Ende des Heilungsprozesses bleibt eine Hautfalte um den Po-Ausgang hängen. Diese nennt man Mariske und hat keinen Krankheitswert (Abb. 13).

An dieser Stelle eine kleine Familienanekdote: Als mein Sohn sechs Jahre alt war, beschwerte er sich auf einmal über Schmerzen im Po-Bereich. Also holte mich meine besorgte Frau dazu und forderte mich auf, den Bereich in Augenschein zu nehmen. Und was sah ich? Eine perianale Venenthrombose! Das zeigt, dass diese Diagnose vor keinem Alter haltmacht und auch nicht vor Kindern, deren Väter Proktologen sind.

Stoma – ein künstlicher Ausgang für den Darm

Über den künstlichen Darmausgang hat sicher jeder schon etwas gehört. Meist nichts Angenehmes. Lassen Sie uns in diesem Kapitel das Stoma, so wird der künstliche Darmausgang medizinisch genannt, genauer betrachten. Sie werden sehen, dass der Ruf des Stomas viel schlechter ist als sein Nutzen.

Der Begriff »Stoma« stammt aus dem Griechischen und bedeutet »Mund«. Im medizinischen Sprachgebrauch wird mit einem Stoma eine chirurgisch hergestellte Hohlorganöffnung auf der Körperoberfläche bezeichnet, die der Ausleitung von Ausscheidungsprodukten dient.

So kann zur Ausleitung von Urin ein Urostoma und zur Ausleitung von Darminhalt kann ein Darmstoma (auch Anus praeternaturalis: Kurzform »Anus praeter« oder »AP«) angelegt werden. In diesem Kapitel wird der Begriff »Stoma« ausschließlich für die Bezeichnung des künstlichen Darmausgangs verwendet.

Die Entstehungsgeschichte des Stomas

Die Anfänge des künstlichen Darmausgangs lassen sich bis in die frühe Antike zurückverfolgen. In historischen Dokumenten konnte man Berichte finden über Darmöffnungen auf der Haut als Folge von Unfällen mit Bauchverletzungen. Bereits um 350 vor Christus nutzten Ärzte den künstlichen Darmausgang, um den Stuhl über die Bauchdecke auszuleiten. Im späten 15. Jahrhundert legte man bei Verletzungen des Darms einen »Kunstafter« an.

Die erste chirurgisch-technische Überlegung zum Stoma in der medizinischen Literatur wurde von dem französischen Chirurgen Alexis Littré (1658–1726) im Jahr 1710 bei der Sektion der Leiche eines Kindes mit einer Fehlanlage des Pos dokumentiert.

Erst später, im Jahr 1776, legte der französische Chirurg Jean Pillore (1722–1804) den ersten künstlichen Darmausgang bei einem Patienten mit einem durch Darmkrebs verursachten Darmverschluss. Obwohl der Eingriff komplikationslos verlief, verstarb der Patient 28 Tage nach der Operation.

Der erste längerfristige Erfolg nach einer Stomaanlage stammt aus dem Jahr 1793. Der Chirurg C. Duret aus Brest, Frankreich, versorgte ein drei Tage altes Kind mit Po-Fehlbildung mit einem Dickdarmstoma. Der Patient wurde 45 Jahre alt.

Historisch betrachtet gab es aber immer wieder Probleme mit dem künstlichen Darmausgang. Zum einen war die Sterblichkeit nach der Anlage eines künstlichen Darmausgangs relativ hoch, da die Chirurgen damals noch keine ausreichende Erfahrung damit hatten. Zum anderen wurde der künstliche Darmausgang von der Gesellschaft als »fremd« betrachtet und der Stomaträger wurde entsprechend stigmatisiert.

Erst nach der Entdeckung von Antiseptika (Desinfektionsmittel) durch Joseph Lister (1827–1912) wurden deutliche Erfolge im Bereich der Chirurgie des künstlichen Darmausgangs verzeichnet. Mit Fortschritten in der Medizin entwickelte sich die Chirurgie des künstlichen Darmausgangs ebenfalls weiter. Heute gehört das Anlegen von künstlichen Darmausgängen zu den Routineeingriffen mit einem sehr niedrigen Sterblichkeitsrisiko.

Das Konzept des Stomas ist also schon ziemlich alt und es hat sich bewährt. Trotz medizinischer Fortentwicklung ist das Anlegen von künstlichen Darmausgängen kaum vermeidbar und gehört somit zu einem festen Bestandteil der modernen Medizin.

Stomapflege und Stomatherapeuten

Analog zu der Geschichte des künstlichen Darmausgangs geht die Geschichte der Stomapflege bis in das 18. Jahrhundert zurück. Die erste Beschreibung einer Stomavorrichtung (also einer Vorrichtung zum Aufsammeln von Stuhl aus dem künstlichen Darmausgang) stammt aus dem Jahre 1795. Nach der Versorgung einer Spießverletzung am Bauch wurde der Patient mit einem künstlichen Darmausgang versorgt. Der Patient, der Bauer von Beruf war, konstruierte eine aus Leder bestehende Sammelvorrichtung, die den Stuhl des künstlichen Darmausgangs auffing. Im 19. Jahrhundert benutzten Stomaträger überwiegend Binden, während zu Beginn des 20. Jahrhunderts Gurte in Kombination mit Auffangbehältnissen zur Anwendung kamen. Um 1940 wurden die ersten Stomavorrichtungen auf Gummibasis verwendet. Das mit dem Stoma notwendige, aber ungewohnte Auffangen und Sammeln des Stuhls ging mit einer erheblichen Einschränkung der Lebensqualität der Stomaträger einher.

In den 1950er-Jahren setzte sich der amerikanische Chirurg Robert B. Turnbull für eine bessere Versorgung von Stomaträgern ein. Dies war die Grundlage für die Etablierung des »Stomatherapeuten« – das sind speziell ausgebildete Krankenschwestern und Pfleger, die sich hauptsächlich um die Stomapflege kümmern – im Jahr 1958. Aufgrund der hohen Nachfrage nach kundigen Fachkräften in diesem Bereich eröffnete Turnbull 1961 ein Ausbildungsprogramm für Stomatherapeuten. Im Jahr 1968 schließlich wurde die American Association of Enterostomal Therapists (Amerikanische Gesellschaft der Stomatherapeuten) gegründet, die später in International Association for Enterostomal Therapy (Internationale Gesellschaft der Stomatherapeuten) umbenannt wurde. In Deutschland gehören die Stomatherapeuten der Fachgesellschaft Stoma, Kontinenz und Wunde e. V. (FgSKW) an.

Rundumbetreuung

Die Stomapflege beim künstlichen Darmausgang und auch beim Urostoma (künstliche Harnableitung) umfasst ein breites Aufgabenspektrum. Stomatherapeuten betreuen Betroffene sowohl vor als auch nach einer Operation. Vor der Operation steht die ausführliche und professionelle Beratung des zukünftigen Stomaträgers und dessen Familienangehörigen im Fokus. Nach der Operation sorgt der Therapeut – in Abstimmung mit dem Chirurgen – dafür, dass eine bestmögliche Versorgung gewährleistet ist.

Neben der Entwicklung der Stomachirurgie und -pflege gab es auch Fortschritte in Stomaartikeln (das sind die Produkte zur Versorgung des Stomas). Die modernen Stomaprodukte sind nicht nur einfach abzuziehen und wieder aufzukleben, sondern sie sind weitgehend geruchsneutral. Man kann heute den künstlichen Darmausgang so anlegen, dass der Patient nicht dauernd einen Beutel tragen muss. Er trägt einen Beutel nur dann, wenn er das Gefühl hat, dass der Darm entleert werden muss, und ansonsten trägt er einfach ein Pflaster auf dieser Stelle und hat beinahe ein ganz normales Leben.

Stomaarten

Künstliche Darmausgänge können in die zwei Hauptgruppen Dünndarmstoma und Dickdarmstoma unterteilt werden. Wie die Bezeichnungen schon verraten, wird beim Dünndarmstoma der Dünndarm ausgeleitet, beim Dickdarmstoma hingegen der Dickdarm.

Dünndarmstoma

Das Dünndarmstoma fördert weiche und zum Teil flüssige Stühle. Hier besteht die Gefahr, dass man relativ viel Flüssigkeit verliert, denn dem Stuhl wird erst im Dickdarm Flüssigkeit entzogen. Beim Dünndarmstoma wird der Dickdarm ausgeschaltet, es kommt daher nicht zur Flüssigkeitsresorption – das, was aus dem Stoma kommt, wurde nicht eingedickt und ist entsprechend flüssig. Wenn Sie viel Flüssigkeit über das Stoma verlieren und zu wenig zu sich nehmen (durch Trinken oder Infusion), dann fehlt diese Flüssigkeit den Nieren und es droht ein Nierenversagen. Das ist ein erhebliches Problem beim Dünndarmausgang; etwa 50 bis 60 Prozent aller Dünndarmstomaträger sind davon betroffen. Der Flüssigkeitsverlust ist einer der Hauptgründe, warum solche Patienten häufig stationär aufgenommen werden müssen: weil sie über das Stoma relativ viel Flüssigkeit verloren und zu wenig getrunken haben.

Ein weiteres Problem beim Dünndarmausgang ist die Hautverätzung. Manchmal kommen die flüssigen Stühle wegen einer Undichtigkeit der Stomaplatte (die auf der Haut zum Auffangen des Stuhls angebracht ist) mit der Haut in Kontakt. In einem Experiment wurde einmal ein Stück Fleisch in einen Behälter mit Dünndarmsaft gelegt. Nach ein paar Stunden war das Fleischstück weg – es wurde vom Dünndarmsaft verdaut. Da die Dünndarmflüssigkeit vor allem aus Verdauungsenzymen besteht, wird die Haut durch diese Enzyme angegriffen und im wahrsten Sinne des Wortes verdaut.

Diese zwei Komplikationen beeinflussen die Entscheidung, ob man ein Dünndarmstoma anlegt oder nicht, sicherlich mit. Da diese Probleme aber bekannt sind, lässt sich aktiv dagegen angehen. Zum einen muss man auf den Flüssigkeitshaushalt achten. Als Faustregel gilt: Trinken Sie mindestens eineinhalb Mal so viel Flüssigkeit, wie aus dem künstlichen Darmausgang verloren geht. Damit können Sie das Problem des Flüssigkeitsverlustes vermeiden. Was das andere Problem angeht, sollte die Stomaplatte immer passend geschnitten werden, damit die Dünndarmflüssigkeit nicht auf die Haut kommt. Unterstützend sollte der Stuhl etwas eingedickt werden, etwa mit geriebenen Äpfeln oder medikamentös wie zum Beispiel durch die Einnahme von Imodium oder Ähnlichem.

Trotz dieser zum Teil ernst zu nehmenden Komplikationen, denen entgegengewirkt werden kann, spricht für den Dünndarmausgang, dass er relativ einfach angelegt werden kann. Darüber hinaus macht der Dünndarmausgang im Vergleich zum Dickdarmausgang längerfristig – bis auf die genannten Komplikationen – kaum Probleme. Ein weiterer Vorteil des Dünndarmstomas gegenüber einem Dickdarmstomas ist, dass der Dünndarmstuhl geruchlos ist.

Dickdarmstoma

Beim Dickdarmstoma wird ein Teil des Dickdarms für die Schaffung des Stomas verwendet. Im Gegensatz zum Dünndarmstoma hat man weniger Probleme mit flüssigen Stühlen und Flüssigkeitsverlusten, da zumindest ein Teil des Dickdarms für die Flüssigkeitsaufnahme sorgt. Daher ist der aus dem Stoma kommende Stuhl – je nachdem, wo genau im Verlauf des Dickdarms das Stoma angelegt ist – weniger flüssig bis fest. Je näher das Stoma zum Po-Ausgang hin angelegt wird, desto geformter und härter wird der Stuhl. Ähnlich wie beim Dünndarmstoma kann es auch beim Dickdarmstoma zu Hautirritationen kommen, wenn der Stuhl auf die Haut kommt. Das ist jedoch seltener und harmloser verglichen mit dem Dünndarmstoma.

Da der Dickdarm in der Regel mit Bakterien besiedelt ist, kommt es beim Dickdarmstoma zwangsläufig zur bakteriellen Interaktion mit dem Stuhl. Gase und Gerüche werden gebildet und es kann zu Pupsgeräuschen und unangenehmen Gerüchen kommen. Langfristig gesehen ist das Dickdarmstoma verglichen zum Dünndarmstoma komplikationsträchtiger. Warum das so ist, darauf gehe ich im weiteren Verlauf des Kapitels genauer ein.

Endständiges Stoma

Neben dieser Einteilung in Bezug auf den Darmteil – also ob am Dünndarm oder am Dickdarm angelegt –, lässt sich das Stoma anhand der Anzahl von Darmöffnungen unterteilen. Man unterscheidet ein endständiges von einem doppelläufigen Stoma.

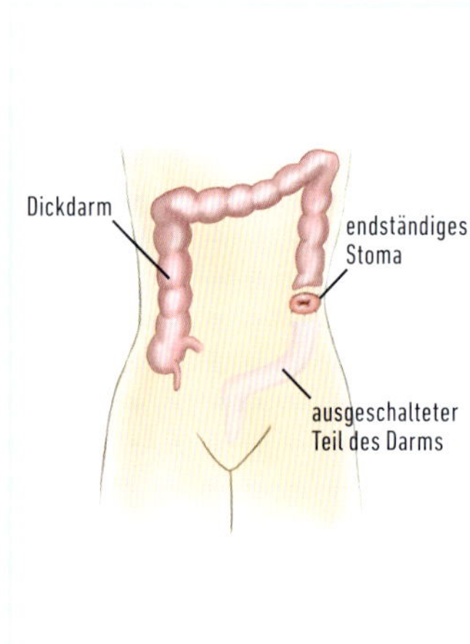

Abb. 14: **Endständiges Stoma**
Der Darmschlauch endet an der Körperoberfläche.

Beim endständigen Stoma wird der Darm zirkulär an der Haut festgenäht, sodass lediglich eine Öffnung sichtbar ist (Abb. 14). Hierfür muss man den Darm durchtrennen.

Doppelläufiges Stoma

Beim doppelläufigen Darmausgang macht man die Vorderwand des Darms ein Stück weit auf und näht sie an der Haut fest, sodass die Hinterwand des Darms intakt bleibt. Dadurch entstehen zwei Öffnungen, eine für den zuführenden und eine für den abführenden Darmabschnitt, Darmschenkel genannt. Wenn man von außen auf diesen Darmausgang guckt, sieht man nur eine Öffnung, die aus der Bauchdecke hochragt. Das ist die

Öffnung des zuführenden Darmschenkels, aus dem der Stuhl ausgeleitet wird. Die Öffnung des abführenden Schenkels sieht das ungeschulte Auge meistens nicht. Man kann also beim doppelläufigen Stoma in beide Richtungen in den Darm hineingehen (Abb. 15).

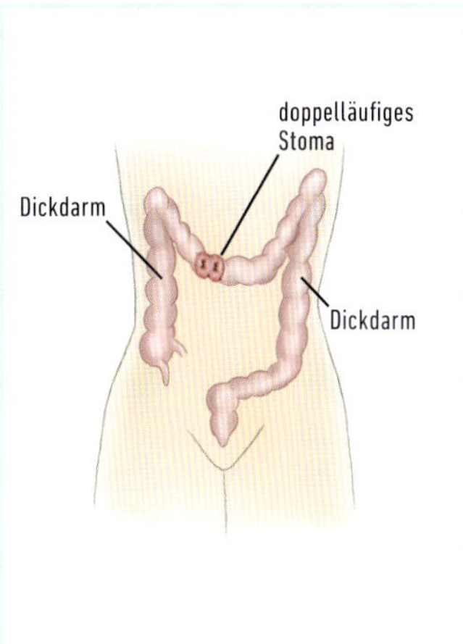

Abb. 15: **Doppelläufiges Stoma**
Der Darmschlauch wird nur teilweise geöffnet, beide Darmschenkel bleiben erreichbar.

Im Unterschied zum endständigen Stoma braucht der Darm beim doppelläufigen Stoma nicht ganz durchtrennt zu werden. Das spielt eine große Rolle beim Verschluss des Stomas, wenn es also nicht mehr gebraucht und entfernt wird. Beim doppelläufigen Stoma wird lediglich das Stoma von der Haut gelöst und die geöffnete Vorderwand des Darms wird wieder verschlossen. Beim endständigen Stoma hingegen muss man den Bauch öffnen, um den durchtrennten Darm wieder zusammenzunähen. Das ist viel schwieriger und entsprechend auch viel gefährlicher.

Wer braucht einen künstlichen Darmausgang?

Der häufigste Grund für das Anlegen eines künstlichen Darmausgangs ist Darmkrebs, vor allem Krebs im Enddarm. Den Enddarm kann man in drei Bereiche unterteilen: den unteren Teil von 0 bis 6 Zentimetern, den mittleren von 6 bis 12 Zentimetern und den oberen Teil von 12 bis 16 Zentimetern, immer vom Po-Ausgang gemessen. Wenn der Krebs im unteren oder mittleren

Enddarmbereich liegt, wird im Rahmen der chirurgischen Behandlung vorübergehend ein Stoma angelegt. Das wird gemacht, damit die neue Darmverbindung (Anastomose) nach Entfernen des Krebsgewebes gut verheilt. Die Anastomosenleckage oder Anastomoseninsuffizienz – das ist die Undichtigkeit der neuen Darmverbindung nach einer Darmresektion, also nach dem Entfernen eines Darmstücks – stellt die gefährlichste Komplikation nach einer Krebsoperation dar. Besonders gefährlich ist es, wenn der Stuhl durch die Leckage in den Bauchraum läuft und eine nicht selten tödlich verlaufende Bauchfellentzündung auslöst. Bei so einer Komplikation muss man sich auf jeden Fall einer langwierigen und intensivmedizinischen Behandlung unterziehen. Damit wäre eine Chemotherapie, die den Erfolg der Krebsoperation unterstützen und sichern soll, eventuell nicht mehr möglich. In der Regel wird die Chemotherapie circa sechs Wochen nach der Operation gestartet. Wenn aufgrund einer Anastomoseninsuffizienz der Patient aber sehr krank oder zu schwach ist, kann es notwendig sein, von einer solchen Chemotherapie Abstand zu nehmen. Das würde die Überlebenschancen des Patienten verringern.

Diese gefürchtete Komplikation, die Leckage, kommt bei bis zu 15 Prozent der Patienten nach einer Enddarmkrebsoperation vor. In 85 Prozent der Fälle passiert hingegen nichts, das bedeutet, dass das Stoma in gut 85 Prozent der Fälle unnötigerweise angelegt wurde. Im Vorfeld lässt sich leider nicht sagen, ob nach der Operation eine Anastomosenleckage auftritt oder nicht. Da die Folgen einer Anastomoseninsuffizienz jedoch so verheerend sein können, legt man sicherheitshalber bei jedem Patienten, der sich so einer Operation unterziehen muss, vorübergehend einen künstlichen Darmausgang. In der Regel verwendet man für diesen Zweck den doppelläufigen Darmausgang (siehe oben), der nach circa sechs bis zwölf Wochen (manchmal sogar früher) wieder entfernt wird. Ob ein Dickdarm- oder ein Dünndarmstoma (siehe oben) angelegt wird, ist medizinisch unerheblich. Der behandelnde Chirurg sollte die Stomaart anlegen, womit er die meiste Erfahrung hat.

Wenn ein dauerhaftes Stoma notwendig ist

Ein endständiges Stoma (siehe oben) wird beim Enddarmkrebs angelegt, wenn ein fortgeschrittener Befund vorliegt und ein Erhalt des Schließmuskels nicht mehr möglich ist. Eine Heilung lässt sich also nur durch eine komplette Entfernung des Enddarms samt Po-Ausgang erzielen. Hier bleibt keine andere Möglichkeit, als einen dauerhaften künstlichen Darmausgang anzulegen.

Ebenfalls ein endständiges Stoma bekommen manche Patienten mit Afterkrebs, die auf Bestrahlung und Chemotherapie nicht angesprochen haben, oder wenn nach erfolgreicher Bestrahlung der Krebs wiedergekommen ist. Der Afterkrebs lässt sich in gut 95 Prozent der Fälle mit Chemotherapie und Bestrahlung ohne Operation heilen. Allerdings kann in bis zu 15 Prozent der Fälle der Krebs leider zurückkommen. In solchen Fällen kann eine Heilung nur durch die Chirurgie erzielt werden. Hierbei wird der After komplett entfernt und ein dauerhaftes Dickdarmstoma angelegt.

Weitere Anlässe zum Anlegen eines Stomas

Andere Gründe, weshalb Patienten künstliche Darmausgänge erhalten können, sind zum Beispiel im Rahmen der Behandlung von chronisch-entzündlichen Darmerkrankungen (CED: Morbus Crohn oder Colitis ulcerosa); mehr dazu finden Sie im Kapitel »Chronisch-entzündliche Darmerkrankungen (CED)« ab Seite 107.

Aber auch bei Patienten, die unter Inkontinenz leiden, ist ein Stoma der letzte Ausweg, genauso wie für manche Patienten, die unter chronischen Verstopfungen leiden.

Verletzungen oder Entzündungen um den Po-Bereich, die nicht heilen können, weil der mit Bakterien besiedelte Stuhl ständig die Wunde verunreinigt, können ebenso ein Grund für die Anlage eines Stomas sein. Solche Befunde kann man zum Abheilen bringen, indem man die Wunde trockenlegt. Dies geschieht vorzugsweise mit einem vorübergehend angelegten doppelläufigen Dickdarmstoma.

So wird der künstliche Darmausgang zum Erfolg

Wichtig bei der Anlage eines künstlichen Darmausgangs ist, dass der Patient umfassend informiert wird und mitmacht, denn das Stoma ist ein einschneidendes Erlebnis, das die Lebensqualität des Betroffenen stark beeinträchtigen kann. Der Stomaträger fühlt sich unter Umständen nicht mehr wie ein normaler Mensch, es drohen soziale Isolation, ein erschüttertes Selbstbild, starke Einschränkung der Sexualität und so weiter. Mit einem künstlichen Darmausgang wird sich vieles ändern und diese Schwierigkeiten können sich negativ auf die Psyche des Betroffenen auswirken.

Aus chirurgischer Perspektive ist das Stoma unter manchen Umständen eine hervorragende Behandlungsoption. Im Kapitel »Inkontinenz – wenn der Po nicht dicht hält« (Seite 63) zum Beispiel konnten Sie lesen, dass viele Patienten, die einen sehr langen Leidensweg hinter sich hatten, nach der Anlage eines künstlichen Darmausgangs froh sind, ihren Alltag wieder eigenständiger und selbstbewusster gestalten zu können, und wieder Lebensfreunde empfinden.

Was glauben Sie: Wie viele Menschen tragen hierzulande ein Stoma? Nach Einschätzungen der Stoma-Selbsthilfeorganisation Deutsche ILCO e. V. leben derzeit über 100 000 Stomaträger in Deutschland. Täglich werden künstliche Darmausgänge sowohl angelegt als auch zurückverlegt, sodass die tatsächliche Zahl von Stomaträgern in Deutschland höchstwahrscheinlich deutlich höher ist.

Umfassende Informationen

Wenn das Stoma nicht in einer Notfallsituation angelegt wird, sollte dieser Schritt gut vorbereitet und ausführlich besprochen werden. Idealerweise setzen sich der Chirurg und der Stomatherapeut gemeinsam mit dem zukünftigen Stomaträger zusammen, um das Vorgehen zu planen.

Der Betroffene hat in der Regel viele Fragen: Was ändert sich in meinem Leben? Kann ich mit dem Stoma zurechtkommen? Was kann ich denn Essen? Stinke ich, wenn ich zum Beispiel im Bus sitze? Hören meine Sitznachbarn, wie ich Luft in mein Stoma pupse? Kann es passieren, dass der Beutel einfach platzt? Kann ich überhaupt noch Sex haben? Wie sieht es mit einem Schwimmbadbesuch aus? Auch religiöse und kulturelle Sorgen sollten geklärt werden. Anschließend wird die vorgesehene Stomastelle angezeichnet. Manchmal bekommt man eine Stomaplatte an diese Stelle geklebt, vielleicht sogar mit einem Beutel, und läuft damit herum, um zu schauen, ob diese Stelle gut und geeignet ist. Das ist besonders dann wichtig, wenn das Stoma dauerhaft angelegt werden soll.

Auch alternative Optionen zum Stoma sollten zur Sprache kommen. Eine Möglichkeit ist immer, kein Stoma zu legen, aber in den allermeisten Fällen steht eben keine bessere Alternative zur Auswahl. Welche Schwierigkeiten langfristig mit dem Stoma auftreten können, ist ebenfalls wichtiger Bestandteil der Vorbesprechungen.

Mögliche Komplikationen

Zu den häufigsten langfristigen Komplikationen nach einer Stoma-Anlage zählt die sogenannte parastomale Hernie, also ein Bruch der Bauchdecke an der Stelle, an der das Stoma liegt. Um das Stoma anzulegen, muss ja ein Loch in die Bauchdecke gemacht werden, um den Darm nach außen zu holen und festzunähen. Dem Problem eines Bruchs kann man entgegenwirken, indem schon bei der Anlage des dauerhaften Stomas ein Bauchdeckennetz mit eingenäht wird. Studien und Erfahrungen haben gezeigt, dass dadurch das Risiko der parastomalen Hernie deutlich gesenkt wird.

Der Stomaprolaps ist eine weitere langfristig mögliche Komplikation. Hierbei wölbt sich der Darm nach außen wie ein Rüssel, etwa wie beim Darmvorfall im Kapitel »Prolaps – Hilfe, mir fällt was aus dem Po!«, Seite 79.

Auch andere langfristige Komplikationen sind denkbar, deren Aufzählung und Erläuterung aber den Rahmen dieses Buches sprengen würden.

Der Begriff »Stoma« sollte keinen Schrecken auslösen, denn mit einem künstlichen Darmausgang lässt sich dank entwickelter Medizin und moderner Stomaprodukte ein beinahe normales Leben führen. Das Stoma sorgt in vielen Fällen dafür, dass Heilungsprozesse abgeschlossen, Leiden beendet und sogar wieder mehr Selbstständigkeit und Lebensqualität erreicht werden können.

Fisteln – ein verhängnisvoller Weg aus dem Darm

Eigentlich hört sich der Begriff gar nicht so schlimm an – Fistel. Tatschlich bedeutet das lateinische »fistula«, von dem der medizinische Begriff abgeleitet ist, »Röhre« und auch »Pfeife«. Trotzdem ist die Fistel – dieser nicht natürliche Gang zwischen zwei Hohlräumen oder zwischen einem Hohlraum und der Außenumgebung – im Analbereich eine unangenehme Sache. Wenn von Fisteln im Po-Bereich gesprochen wird, dann ist damit eine Verbindung vom Analkanal nach draußen gemeint. In der Fachsprache spricht man deshalb von einer »Analfistel«. Das heißt, es besteht eine Verbindung zwischen dem Darm und der Hautoberfläche (Abb. 16).

Fistelarten

Es gibt verschiedene Arten von Fisteln, eingeteilt nach der Lage im Anus in Bezug auf den Schließmuskel (Sphinkter).

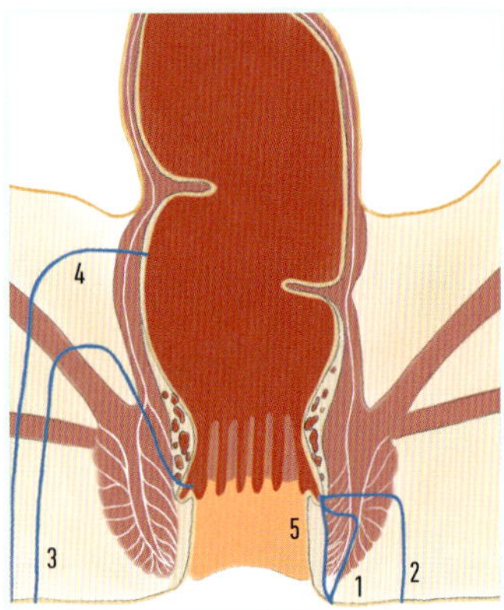

Abb. 16: **Analfisteln**
Darmausgang mit Fistelgängen 1 bis 5.

Die einfachste Art der Analfistel betrifft lediglich die Schleimhaut und wird als »submuköse Fistel« (siehe Abb. 16 Nummer 5) bezeichnet. Submukös, da der Fistelgang unter der Schleimhaut (Mukosa) verläuft. Der Fistelgang beginnt also in der Schleimhaut des Analkanals, zieht sich unter ihr durch und endet auf der Haut, ohne tiefere Schichten zu betreffen. Diese Form der Fistel ist nicht sehr häufig.

Die wahrscheinlich häufigste Fistelart ist die »intersphinktäre Fistel« (Sphinkter = Schließmuskel). Dieser Fistelgang verläuft zwischen dem äußeren und dem inneren Schließmuskel (siehe Abb. 16 Nummer 1).

In manchen Fällen durchbohrt der Fistelgang beide Schließmuskeln. Diese Fistel wird als »transsphinktäre (durch die Schließmuskeln führende) Fistel« bezeichnet (siehe Abb. 16 Nummer 2).

Bei der letzten Gruppe der Fisteln beginnt der Fistelgang in der Schleimhaut des Darms, verläuft oberhalb des Schließmuskels und geht dann entlang des Schließmuskels nach außen (siehe Abb. 16 die Nummern 3 und 4).

Wie entstehen Fisteln?

Ein guter Freund von mir, ebenfalls Chirurg, hat das bildlich so umschrieben: Man stelle sich vor, jemand würde eine Handgranate entsichern, in ein möbliertes Zimmer werfen und sofort die Tür verbarrikadieren. Die Granate explodiert und löst Zerstörung aus. Wo es weniger Widerstand gibt, zum Beispiel an Fenstern und Türen, findet der Überdruck einen Ausgang. Entsprechend diesem Bild entsteht eine Fistel dadurch, dass eine Entzündung (die »Granatenexplosion«) im Anus beziehungsweise im Drüsenkanal des Anus entstanden ist und diese Entzündung den Weg des geringsten Widerstandes nach draußen sucht.

In den meisten Fällen macht sich die Entzündung als Abszess bemerkbar. Das ist eine Eiteransammlung in einer anatomisch nicht vorhandenen Höhle. In diesem Fall explodiert die Granate, aber es gibt keine Schwachstelle, der Druck kann nicht entweichen und es bildet sich ein Abszess, eine abgekapselte Eiteransammlung. Einen solchen Abszess kann man zunächst als mehr oder weniger deutliche Schwellung um den Analkanal im Bereich des Afters erkennen.

Der Abszess kann höllisch wehtun, weil das ganze Gewebe unter Druck steht. Und wenn dieser Abszess – egal wie, entweder von allein oder mithilfe des Proktologen – den Weg nach draußen findet, kann eine Fistel entstehen.

Wie machen sich Fisteln bemerkbar?

Fisteln, die im Rahmen von Abszessen entstanden sind, schmerzen anfangs sehr. Ein weiteres Indiz für das Vorhandensein einer Fistel ist, wenn die Unterhose ständig nass wird und man das Gefühl hat, dass an einer bestimmten Stelle Eiter abgesondert wird.

Wenn Sie an einer Fistel leiden, sollten sie einen Proktologen, möglichst einen mit Erfahrung in der Fistelchirurgie, aufsuchen, der die Fistel sachgerecht behandelt.

Behandlungsmöglichkeiten: Was kann man machen?

Es gibt viele verschiedene Methoden, wie man der Fistel zu Leibe rückt. Zunächst sollte sie mittels einer Fadendrainage behandelt werden. Dabei wird ein Faden durch den Fistelgang gezogen, über den die Entzündung beziehungsweise das Sekret, das durch die Fistel geht, kontrolliert abfließt. Dadurch hat das angrenzende Gewebe die Möglichkeit, sich zu erholen. In der Regel dauert dieser Vorgang etwa sechs Wochen. Danach schaut der Proktologe, ob weitere Maßnahmen notwendig sind; er schneidet eventuell den Fistelgang heraus und versorgt die Fistel. Wenn der Fistelgang herausgeschnitten wird, entsteht eine frische Wunde, die eine gute Heilungschance hat. Bei dieser Maßnahme ist darauf zu achten, dass der Schließmuskel so wenig wie möglich in Mitleidenschaft gezogen wird.

Eine andere Möglichkeit besteht darin, dass der Schließmuskel zum Teil durchtrennt und wieder rekonstruiert wird.

Die Verletzung des Schließmuskels ist ein großes Problem in der Fistelchirurgie. Die Folge ist im schlimmsten Fall eine Störung der Kontinenzfunktion. Das heißt, dass bei der operativen Behandlung von Fisteln Inkontinenz die Folge sein könnte. Darüber muss sich der Patient im Klaren sein; andererseits versprechen die anderen Behandlungsmöglichkeiten nur wenig Erfolg.

Es gibt auch nicht-resezierende (herausschneidende) Methoden der Fistelbehandlung. Oben haben Sie bereits die Fadendrainage kennengelernt. In einigen Fällen muss außer dieser Fisteldrainage nichts weiter gemacht werden.

Eine andere Möglichkeit ist der Einsatz von sogenannten Fistel-Plugs oder Fistelfillern. Fistel-Plugs sind Kunststoffe, die man in den Fistelkanal hineinschiebt und ihn dadurch verschließt. Die Erfolge dieser Behandlung sind allerdings so schlecht, das heißt, die Heilungsrate ist so niedrig, dass sie meiner Meinung nach nicht zur Standardtherapie gehören sollte.

Fistelfiller sind relativ neu. Es sind überwiegend Produkte auf Kollagenbasis (ein Bestandteil des Bindegewebes), mit denen der Fistelkanal aufgefüllt wird. Die Behandlungsergebnisse sind bislang vielversprechend, es müssen allerdings noch die Langzeitergebnisse abgewartet werden.

Die Standardmethode

Die operativen Verfahren sind die gängigsten Behandlungsmethoden der Fistelversorgung. Die Gefahr bei diesen Verfahren ist die drohende Inkontinenz, wenn der Schließmuskel beschädigt wird. Diese Komplikation ist beim chirurgischen Vorgehen immer gegenwärtig, daher sollte die Operation immer möglichst muskelschonend ausgeführt werden. Das ist besonders bei Patienten mit erhöhtem Risiko wiederkehrender Fistelbildung (typischerweise bei Morbus Crohn) wichtig, sonst ist die Inkontinenz quasi vorprogrammiert. Es ist also grundsätzlich wichtig, dass Sie sich für die Fistelversorgung in die Hände eines erfahrenen Spezialisten begeben.

Zur Unterstützung der Fistelheilung kann in manchen Fällen die Ableitung des Stuhls durch die Anlage eines künstlichen Darmausgangs (siehe Kapitel »Stoma – ein künstlicher Ausgang für den Darm«, Seite 87) sinnvoll sein. Denn wenn der Stuhl vorher abgeleitet und der Bereich der Fistel nicht mehr mit Stuhl verunreinigt wird, steigt die Wahrscheinlichkeit der Fistelheilung.

Oft sind Drüsenentzündungen, in deren Folge sich ein Abszess bildet, Auslöser für die Bildung einer Analfistel. Auch hier bedeutet das frühe Eingreifen eines Spezialisten, dass Schlimmeres verhindert werden kann. Wenn Sie Schmerzen und Schwellungen im Analbereich haben, sollten Sie nicht zögern und einen erfahrenen Proktologen aufsuchen.

Vor allem Patienten mit Morbus Crohn (siehe nachfolgendes Kapitel) sollten von erfahrenen Ärzten in der Crohn- und Fistelchirurgie behandelt werden.

Chronisch-entzündliche Darmerkrankungen (CED)

Der Darm ist wichtig für die Gesundheit des ganzen Menschen, nicht nur, weil er Nahrungsbestandteile aufnimmt und dem Körper zur Verfügung stellt, sondern auch, weil die Darmflora dafür sorgt, dass Keime und Erreger keinen Schaden anrichten können. Verantwortung und Einfluss des Darms sind also groß, und entsprechend können Darmerkrankungen sehr komplex sein und sich in den unterschiedlichsten Symptomen äußern.

Unter dem Oberbegriff »chronisch-entzündliche Darmerkrankung« (Kurzform: CED) fasst man drei große Diagnosen zusammen: den Morbus Crohn (auch einfach Crohn genannt), die Colitis ulcerosa (CU) und die Colitis indeterminata (ein Mischbild aus Crohn und Colitis ulcerosa).

Die Bezeichnung »chronisch-entzündliche Darmerkrankung« beschreibt den Verlauf dieser drei Krankheitsbilder: »chronisch« steht für einen langsam entstehenden, schleichenden Verlauf und einen lang andauernden Prozess. Die drei genannten Krankheiten sind meist langsam verlaufende und lang andauernde Darmentzündungen. Ein weiteres Kennzeichen der chronisch-entzündlichen Darmerkrankungen ist aus der Bezeichnung jedoch nicht herauszulesen: der typischerweise schubförmige Verlauf. Das bedeutet: Schwere Krankheitsphasen (sogenannte schwere Schübe) werden meistens von milderen oder auch beschwerdefreien Phasen (Remissionen) unterbrochen.

Sind CED Autoimmunerkrankungen?

Die Ursache der CED ist nicht gänzlich geklärt. Heutzutage geht man davon aus, dass sowohl Umweltfaktoren als auch genetische Einflussgrößen bei der Entstehung dieser Darmerkrankungen eine Rolle spielen. Wahrscheinlich ist ein gestörtes Verhältnis zwischen Darmbakterien und dem Immunsystem des Darms die Grundlage der Entstehung von CED. Deshalb werden die chronisch-entzündlichen Darmerkrankungen nicht selten zu den Autoimmunerkrankungen gezählt. Bei diesem Krankheitsbild wird der Körper vom eigenen Immunsystem angegriffen. Argumente für diesen Zusammenhang liefern die zahlreichen Parallelen zwischen bekannten Autoimmunerkrankungen wie beispielsweise der Schuppenflechte und den chronisch-entzündlichen Darmerkrankungen.

Bei den meisten Autoimmunerkrankungen treten häufig Krankheitsmanifestationen (Manifestation = Sichtbarwerden) an anderen Organen auf. Das ist auch bei CED-Patienten oft der Fall. Es zeigen sich auch an anderen Organen außerhalb des Darms Auffälligkeiten; man nennt das »extraintestinale Manifestationen«. Hierzu gehören insbesondere Gelenk-, Augen-, Haut- und Lebermanifestationen. Auch im Blut lassen sich bei CED-Patienten sogenannte autoimmune Antikörper, also Indizien für eine Autoimmunkrankheit, nachweisen.

Dass diese Überschneidungen zwischen CED und Autoimmunerkrankungen festgestellt wurden, war ein wichtiger Schritt in der medikamentösen Behandlung von chronisch-entzündlichen Darmerkrankungen – viele der neuen Medikamente für die Behandlung von CED fanden zunächst bei der Behandlung von Autoimmunerkrankungen Anwendung.

Die familiäre Häufung von CED lässt auf eine genetische Veranlagung schließen. Bisher wurden über 200 Mutationen (krankhafte Veränderungen des Erbguts) in Zusammenhang mit CED entdeckt. Am häufigsten wurden Mutationen des sogenannten NOD2-Gens vor allem bei Crohn-Patienten gefunden. Allerdings werden diese Mutationen bei vielen Patienten mit CED nicht gefunden. Daraus folgt, dass ein fehlender Mutationsnachweis dieses Gens eine CED nicht ausschließt.

Eine Art Zivilisationskrankheit

Aktuelle Erkenntnisse deuten darauf hin, dass chronisch-entzündliche Darmerkrankungen überwiegend in den Industrieländern vorkommen. Demnach spielen neben genetischer Veranlagung auch Umweltfaktoren eine erhebliche Rolle bei Entstehung und Verlauf der CED. Insbesondere die Darmflora (die sich aus Mikroorganismen, vor allem aus Bakterien zusammensetzt), aber auch die Ernährung und die Lebensgewohnheiten scheinen die Entstehung und den Verlauf von chronisch-entzündlichen Darmerkrankungen zu beeinflussen.

Auch Rauchen gilt als ein nachgewiesener Umweltfaktor, der den Verlauf der CED beeinflusst. Während das Rauchen den Crohn verschlimmert, wird bei Rauchern ein milderer Verlauf von Colitis ulcerosa beschrieben. Das sollte Colitis-ulcerosa-Patienten aber nicht dazu animieren, mit dem Rauchen zu beginnen.

Morbus Crohn

Der Morbus Crohn verdankt seinen Namen dem amerikanischen Darmspezialisten Burrill Bernard Crohn (1884–1983). Crohn beschrieb im Jahre 1932 die Befunde von 14 operierten Patienten mit einer Entzündung des terminalen Ileums. Hiermit ist eine Entzündung des Endstücks des Dünndarms (*terminale* = Ende, *ileum* = Dünndarm) gemeint (siehe Abb. 17). Seit dieser Beschreibung wird die Ileitis terminalis auch als »Morbus Crohn« bezeichnet. Es gab aber schon vor der Geburt von Burrill Bernard Crohn medizinische Berichte über Morbus-Crohn-ähnliche Symptome aus England, Polen und Italien. Die von Crohn bevorzugte Bezeichnung »Ileitis terminalis« wurde später von anderen in »Ileitis regionalis« umbenannt. Mit der Zeit stellte sich heraus, dass nicht nur das terminale Ileum, sondern auch andere Teile des Magen-Darm-Trakts von dieser Krankheit befallen werden können.

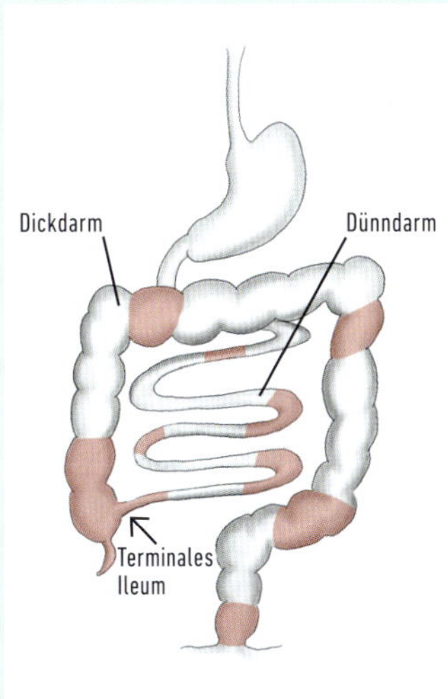

Abb. 17: **Darmregion; mögliches Befallmuster bei Morbus Crohn** Dünndarm und Dickdarm mit Entzündungsbereichen.

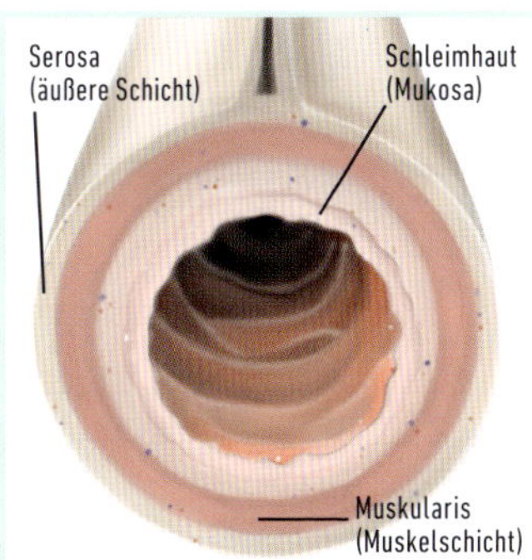

Abb. 18: **Querschnitt des Darms** Die Schichten der Darmwand.

Der Morbus Crohn kann im Grunde genommen jeden Teil des Magen-Darm-Trakts vom Mund bis zum After betreffen (Abb. 17). Die Verbreitung der Krankheit wird mit circa 330 Fällen pro 100 000 Einwohner in Deutschland und mit circa sieben neuen Fällen pro 100 000 Einwohner im Jahr angegeben.

Beim Darmbefall des Morbus Crohn sind meistens alle Schichten der Darmwand betroffen (siehe Abb. 18). Das führt dazu, dass es einerseits zu einer sogenannten Penetration (das bedeutet das Durchdringen in benachbarte Strukturen, gegebenenfalls mit Fistelbildung; siehe Kapitel »Fisteln – ein verhängnisvoller Weg aus dem Darm« ab Seite 101) und andererseits zu Verengungen (Stenosen) durch Narben kommen kann.

Stenosierender und fistulierender Morbus Crohn

Diese beiden Komplikationen – Stenosen und Fisteln – werden zur medizinischen Einteilung des Morbus Crohn verwendet, man unterscheidet also zwischen einem stenosierenden und einem fistulierenden Morbus Crohn. Die Krankheit kann in wenigen Fällen aber auch ohne Stenose oder Fistel vorliegen.

Der stenosierende Morbus Crohn kann sich durch eine chronische Verstopfung und manchmal sogar durch einen Darmverschluss bemerkbar machen. Aufgrund des chronischen Verlaufs, der ein langsames Fortschreiten mit sich bringt, machen die Verengungen zunächst wenig Beschwerden. Mit den Krankheitsschüben (Entzündungsschüben) werden die Verengungen aber immer schlimmer, sodass früher oder später Symptome entstehen. Im Rahmen eines akuten Schubs kann sich die Verengung durch das Anschwellen der Darmwand so verschlimmern, dass es zu einem akuten Darmverschluss kommt. Diese Verlaufsform ist typisch für den Crohn des Dünndarms.

Beim fistulierenden Morbus Crohn kann es durch die Penetration (das Durchdringen in benachbarte Strukturen) zur Bildung von Fisteln kommen. Diese Fisteln können zwischen den Darmschlingen entstehen, also zum Beispiel zwischen Dünn- und Dünndarm, seltener zwischen Dick- und Dickdarm – also jeweils innerhalb eines Darmabschnitts –, aber auch zwischen Dünn- und Dickdarm. Bei den Fisteln zwischen den Darmschlingen gilt die Aufmerksamkeit vor allem jenen zwischen Dünn- und Dickdarm, denn die Nährstoffe, die im Dünndarm aufgenommen werden sollten, werden durch die Fistel in den Dickdarm geführt. Damit kommt es zu unzureichender Aufnahme von Nährstoffen, was zum Beispiel zu einer Wachstumsstörung bei Kindern oder einer Mangelernährung führen könnte.

Fisteln bei Morbus Crohn können auch zwischen Darm und Harnblase entstehen. In diesem Fall berichten die Betroffenen, dass Luft beim Urinieren über die Harnröhre abgeht. Blasenentzündungen sind bei diesen Patienten vorprogrammiert.

Durchdringt die Fistel jedoch eine Stelle, wo sich kein Hohlorgan befindet (zum Beispiel Haut, Muskel und so weiter), kommt es zur Bildung von Abszessen.

Im Analbereich macht sich der Morbus Crohn durch perianale Abszesse und Fisteln bemerkbar. Die Crohn-Fistel ist in der Regel sehr komplex und erfordert die Behandlung durch einen erfahrenen Arzt (siehe Kapitel »Fisteln – ein verhängnisvoller Weg aus dem Darm«, Seite 101).

Der Morbus Crohn befällt alle Darmschichten.

- Abhängig vom klinischen Verhalten lassen sich drei Verlaufsformen feststellen:
- unkomplizierter Morbus Crohn ohne Stenose (Verengungen) oder Fistel,
- Morbus Crohn mit Stenosen,
- Morbus Crohn mit Fisteln.

Colitis ulcerosa

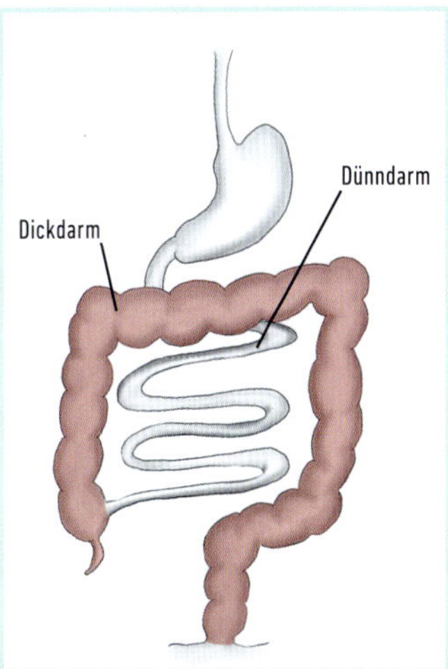

Abb. 19: **Colitis ulcerosa**
Pancolitis: Die Schleimheit des gesamten Dickdarms ist betroffen.

Welche Schichten des Darms (also der Schleimhaut, des Muskels und der äußeren Schicht, in der Fachsprache »Serosa« genannt) betroffen sind, ist ein zentrales Merkmal für die Unterscheidung zwischen Morbus Crohn und Colitis ulcerosa. Während beim Crohn alle Darmschichten betroffen sind, ist bei der Colitis ulcerosa lediglich die Schleimhaut des Dickdarms betroffen – sie ist also eine Entzündung des Dickdarms.

In der Regel fängt die Krankheit im Enddarm an und schreitet nach oben fort. Im schlimmsten Fall ist die komplette Dickdarmschleimhaut betroffen. Diese schwerere Form der Colitis ulcerosa wird auch als Pancolitis bezeichnet (Abb. 19).

Der Dünndarm bleibt in der Regel verschont. Allerdings können bei der Pancolitis die letzten 2 bis 5 Zentimeter des Dünndarms mitbetroffen sein. Das nennt man »Back-Wash Ileitis« und spricht für eine sehr ausgedehnte CU. Die Häufigkeit von Colitis wird auf circa 270 bis 300 Fälle mit drei bis vier Neuerkrankungen pro 100 000 Einwohner im Jahr geschätzt.

Colitis indeterminata

Die Colitis indeterminata ist eine Untergruppe der chronisch-entzündlichen Darmerkrankungen. Diese Krankheit weist Merkmale sowohl von Morbus Crohn als auch von Colitis ulcerosa auf. Medizinisch kann man nicht sagen, ob nun Morbus Crohn oder Colitis ulcerosa vorliegt. Meistens kippt die Krankheit mit der Zeit in die eine oder andere Richtung.

Symptome bei chronisch-entzündlichen Darmerkrankungen

Das Hauptsymptom bei CED Patienten ist der Bauchschmerz. Bauchschmerzen bei Patienten mit Morbus Crohn entstehen im Rahmen der Entzündung des terminalen Ileums, das im rechten Unterbauch liegt – daher denkt man bei rechtsseitigen Unterbauchschmerzen meistens an eine Blinddarmentzündung. Es ist nicht selten, dass die Diagnose Morbus Crohn manchmal erst während einer Operation wegen einer vermeintlichen Blinddarmentzündung festgestellt wird. Die Colitis ulcerosa geht meistens mit Schmerzen im Bereich des linken Unterbauchs einher.

Beschwerden im Magen-Darm-Bereich

Neben Schmerzen haben an CED Leidende häufig gastrointestinale, also den Magen-Darm-Trakt betreffende, Begleitsymptome. Durchfall gehört zu den häufigsten Symptomen. Bei der Colitis ulcerosa überwiegen schleimige und blutige Durchfälle, das hängt mit dem Abgang der entzündeten Dickdarmschleimhaut zusammen.

Schleimige und blutige Durchfälle kommen bei Morbus Crohn seltener vor, dagegen treten hier häufiger Übelkeit und Erbrechen auf. Das sind Anzeichen eines Darmverschlusses im Rahmen eines stenosierenden (also eines verengenden) Verlaufs, der durch einen akuten Schub verschlimmert wird.

Fisteln und Abszesse

Perianale Abszesse und Analfisteln treten nicht notwendigerweise im Zusammenhang mit einer CED auf, aber sie können die ersten Anzeichen des Morbus Crohn sein. Insbesondere hartnäckige (schlecht heilende und wiederkehrende) Fisteln sollten auf einen möglichen Zusammenhang mit Morbus Crohn hin abgeklärt werden.

Allgemeine Erschöpfung

Ein allgemeines Krankheitsgefühl wie Abgeschlagenheit mit oder ohne Fieber deutet auf einen schweren Krankheitsverlauf hin. Besonders bei Morbus Crohn kann die Abgeschlagenheit aufgrund von Eisenmangel entstehen: Durch eine starke Dünndarmbeeinträchtigung kann die Aufnahme von Eisen gestört sein. Eisen wiederum wird für die Blutbildung benötigt, also führt eine gestörte Eisenaufnahme langfristig zu einer sogenannten Eisenmangelanämie (einer durch Eisenmangel bedingten Blutarmut).

Entwicklungsstörungen

Im Kindesalter kann es im Rahmen des Morbus Crohn zur Gedeihstörung kommen. Das ist besonders dann zu befürchten, wenn ein großer Anteil des Dünndarms befallen ist oder wenn eine Fistel zwischen Dünn- und Dickdarm besteht. In beiden Fällen kommt es zu einer unzureichenden Aufnahme von Nährstoffen im Dünndarm, was eine Wachstumsstörung zur Folge hat.

Untypische Symptome

Manchmal kommt man nur durch Umwege einer chronisch-entzündlichen Darmerkrankung auf die Spur. Wie Sie oben erfahren haben, kann sich die Krankheit auch außerhalb des Darms (extraintestinal) bemerkbar machen. Folgende Beschwerden außerhalb des Magen-Darm-Bereichs können auf eine CED hinweisen:

- Augenentzündung (Uveitis),
- Gelenkentzündungen (Arthritis),
- Pyoderma gangraenosum: schmerzhafte Hautgeschwüre,
- Erythema nodosum: Hautrötung meistens im Bereich der Unterschenkel,
- primär sklerosierende Cholangitis: Leber- und Gallenwegserkrankungen mit Gelbsucht.

Die Komplexität der CED macht eine interdisziplinäre Betreuung (also eine Betreuung durch Fachärzte aus unterschiedlichen Fachrichtungen) von CED-Patienten unerlässlich.

Untersuchung und Diagnosestellung

Wie erkennt man nun, dass man es mit einer chronisch-entzündlichen Darmerkrankung zu tun hat? Bestimmte Details der Krankengeschichte, zum Beispiel chronische Durchfälle mit Schleim- und Blutbeimengung, wiederkehrende perianale Fisteln, ungeklärte Bauchschmerzen, ungeklärter Gewichtsverlust, ungeklärte Blutarmut sowie Wachstumsstörungen (bei Kindern) lassen das vermuten.

Eine körperliche Untersuchung, zu der auch Blutuntersuchungen (Entzündungsmarker, Hinweise auf Blutarmut, autoimmune Antikörper und so weiter) gehören, führt in den meisten Fällen nicht eindeutig auf die richtige Spur. Untersuchungen mit bildgebenden Verfahren schließen sich an; idealerweise beginnt man mit einer Ultraschalluntersuchung des Bauchs. Ein geübter Arzt kann dann schon die zugrunde liegende Störung feststellen.

Im Notfall ermöglicht eine Röntgenaufnahme des Bauchs eine rasche Beurteilung: Liegen Anzeichen für einen Darmverschluss, einen Darmdurchbruch, eine Darmerweiterung (als Komplikationen) und so weiter vor? In der Notfallsituation lässt die Computertomografie (CT) eine gute Aussage über die Diagnose und das Ausmaß der Erkrankung zu. Insbesondere bei Morbus Crohn sollte eine Kernspintomografie (MRT) zur Beurteilung des Dünndarms gemacht werden.

In allen Fällen empfiehlt sich eine Darmspiegelung mit Stufenbiopsien (Gewebeproben aus allen Darmabschnitten). Neben der Darmspiegelung sollte bei Morbus Crohn zusätzlich eine Magenspiegelung – ebenfalls mit Stufenbiopsien – durchgeführt werden. Schließlich wird die Diagnose der CED zunächst anhand der Krankengeschichte, der Bildgebung durch Röntgenaufnahme bzw. Computertomografie oder Kernspintomografie und der Endoskopie (Magen- und Darmspiegelung) vermutet, jedoch muss diese Vermutung histologisch, also durch den Pathologen, anhand der Gewebeproben (Biopsien) bestätigt werden.

Die Diagnose der CED wird anhand von klinischen Beschwerden, Befunden der körperlichen Untersuchungen, Laboruntersuchungen, Bildgebung, Endoskopie und Histologie gestellt.

Behandlungsmöglichkeiten: Was kann man machen?

Die Komplexität der CED macht eine interdisziplinäre Behandlung über mehrere medizinische Fachrichtungen notwendig. Als erster Ansprechpartner werden CED-Patienten vom Gastroenterologen (Internisten mit Spezialisierung auf Magen-Darm-Krankheiten) betreut. Ein Chirurg/Proktologe (Koloproktologe) wird meistens nur bei schwierigen Fällen hinzugezogen oder wenn es Komplikationen gibt, etwa bei einem Darmverschluss, einer (drohenden) Darmperforation (Durchlässigkeit der Darmwand), hartnäckigen Blutungen oder dem Versagen der medikamentösen Behandlung.

Die Behandlung der CED ist genauso vielschichtig wie ihre Diagnose und würde den Rahmen dieses Buches sprengen, daher erläutere ich die möglichen Therapien nur kurz.

Die Therapie orientiert sich an der Schwere der Erkrankung. Schwere Krankheitsverläufe sollten im Krankenhaus behandelt, mildere können ambulant versorgt werden.

Medikamentöse und chirurgische Therapien

Bei der medikamentösen akuten Therapie – also bei einem notwendigen schnellen Eingreifen – wird meistens Kortison eingesetzt (unter Umständen ergänzt durch Antibiotika), bei schweren Verläufen zunächst intravenös und im weiteren Verlauf oral. Bei milderen Fällen können die Medikamente auch oral eingenommen werden. Bei der Colitis ulcerosa kommen außerdem Einläufe, Rektalschaum oder Zäpfchen zum Einsatz, die rektal, also über den Anus, eingeführt werden.

Medikamente der Gruppe »5-Aminosalicylat (5-ASA)« – zum Beispiel Mesalazin, Pentasa, und so weiter – kommen bei der Colitis ulcerosa (seltener bei Morbus Crohn) zum Einsatz. Die nächste Stufe ist die Gabe von Immunmodulatoren, also Medikamenten, die die Immunabwehr unterdrücken: am häufigsten Azathioprin (AZT) oder seltener Methotrexat (MTX). Als nächste Stufe kommen die sogenannten Anti-Alpha-TNF-Antikörper, zum Beispiel Adalimumab (Humira) und Infliximab (Remicade) zum Einsatz. Neue Medikamente mit unterschiedlichen Ansatzpunkten werden laufend zugelassen. Das Ziel der medikamentösen Behandlung ist eine rasche Unterdrückung der Entzündung und die Einleitung einer schnellen Schleimhautheilung.

Die Anwendung von Anti-Alpha-TNF-Antikörpern hat die medikamentöse Behandlung der CED revolutioniert. Der Trend zeigt, dass der Zeitpunkt bis zur operativen Behandlung durch den Einsatz von diesen modernen Medikamenten zurückgedrängt wird. Trotz der guten Erfolge mit der Antikörpertherapie lassen sich manche Morbus-Crohn-Patienten mit limitiertem Befall des terminalen Ileums hervorragend chirurgisch behandeln. Persönlich halte ich die chirurgische Behandlung von Patienten mit klar abgegrenztem Morbus-Crohn-Leiden im terminalen Ileum für eine hervorragende Option. Danach ist es möglich, auf Dauer von den Medikamenten wegzukommen. Es darf nicht vergessen werden, dass die moderne medikamentöse Therapie auch nicht ohne Komplikationen ist. Hier ist insbesondere die Anfälligkeit für Infektionskrankheiten – vor allem Tuberkulose – aufgrund der unterdrückten Immunabwehr zu nennen.

Bei der medikamentösen Behandlung der CED werden Wirkstoffe wie Kortison, Antibiotika, 5-ASA, Immunmodulatoren und Anti-Alpha-TNF-Antikörper eingesetzt. Bei der Anwendung von Anti-Alpha-TNF-Antikörpern muss stets an die Gefahr der erhöhten Anfälligkeit für infektiöse Krankheiten gedacht werden.

Analfisteln im Rahmen des Morbus Crohn werden, wie Sie schon im Kapitel »Fisteln – ein verhängnisvoller Weg aus dem Darm« (Seite 101) gelesen haben, vom Proktologen versorgt. Hierbei gilt der Grundsatz der »sparsamen Chirurgie«: So wenig wie möglich beziehungsweise nur so viel wie nötig entfernen.

Im Unterschied zu Morbus Crohn ist die Colitis ulcerosa durch die Chirurgie heilbar. Da die Erkrankung auf den Dickdarm beschränkt ist, bringt die komplette Entfernung des Dick- und Enddarms (eine sogenannte Proktokolektomie) die Heilung.

Dickdarmentfernung – eine Option?

Ob der Dickdarm entfernt werden soll, muss genau abgewogen werden. Zum einen ist die medikamentöse Therapie viel besser geworden und das Leiden der Colitis-ulcerosa-Patienten kann mit den neuen Medikamenten, insbesondere mit den Antikörpern, gut kontrolliert werden. Zum anderen ist die Entfernung des Dickdarms eine große Operation, bei der Komplikationen auftreten können – auch wenn sie in der modernen Chirurgie seltener geworden sind.

Was passiert, wenn der Dickdarm entfernt wird?

Man hat zwei Optionen, wenn der Dickdarm entfernt wird: Entweder man legt ein Stoma oder einen Pouch an. Über die Anlage eines endständigen Stomas habe ich Sie im Kapitel »Stoma – ein künstlicher Ausgang für den Darm«, Seite 87, informiert.

Die zweite Option besteht darin, dass aus dem Dünndarm ein Pouch (Reservoir) hergestellt wird, den man anschließend mit dem Analausgang verbindet. Das Verfahren nennt sich Ileo-Pouch-Anal-Anastomose (IPAA). Also aus dem Ende des Dünndarms (terminales

Ileum) wird ein Reservoir (Ileum Pouch) geschaffen. Dieses wird dann an den Schließmuskel des Anus angeschlossen, sodass eine Verbindung (Anastomose) zwischen dem Pouch und dem Po-Ausgang entsteht. Der Dünndarminhalt wird in dem Reservoir gesammelt und durch den Po ausgeschieden, wie im normalen Fall auch.

Mögliche Folgen

Der Dickdarm dickt den Stuhl ein, indem er ihm Wasser entzieht. Wenn der Dickdarm nun komplett entfernt wird, kann es zum Verlust größerer Flüssigkeitsmengen kommen, da dünnflüssige Stühle ausgeleitet werden. Dies pendelt sich mit der Zeit ein, vor allem wenn auf eine ausreichende Flüssigkeitszufuhr geachtet wird; dennoch bleibt immer ein Restrisiko, dass man dehydriert, also zu viel Flüssigkeit verliert.

Beim Pouch (IPAA) kann es zu häufigen Stuhlgängen kommen, ungefähr so, als hätte man einen Magen-Darm-Infekt. Wer vor der Entfernung des Dickdarms beispielsweise in der Regel zweimal pro Tag Stuhlgang hatte, wird nach der Proktokolektomie mit IPAA unter Umständen sechs- bis zehnmal die Toilette aufsuchen müssen. Zwar entfallen die starken Medikamente zur Behandlung der Colitis ulcerosa, dafür muss man häufiger auf die Toilette. Wie bei den Stoma-Patienten pendelt sich das mit der Zeit ein. Der große Vorteil der IPAA gegenüber dem Stoma ist, dass der Stuhl auf natürlichem Weg ausgeleitet wird, man trägt also keinen Beutel.

Ich halte die Proktokolektomie mit anschließender Pouch-Anlage (IPAA) bei jungen Patienten mit Colitis ulcerosa für eine sehr gute Option aus mehreren Gründen: Junge und fitte Patienten haben eine gute Schließmuskelfunktion. Darüber hinaus zeigen junge Patienten eine sehr gute körperliche Ausgleichsfähigkeit.

Das bedeutet, dass sie mit der Zeit wahrscheinlich nur noch vier bis sechs Stuhlgänge am Tag haben. Hier sollte auch nicht unerwähnt bleiben, dass man auch ohne einen künstlichen Darmausgang geheilt werden kann. Wenn das dann doch nicht klappen sollte, weil der Patient beispielsweise mit dem Pouch nicht klarkommt, kann man immer noch einen künstlichen Darmausgang anlegen. Bei älteren Patienten empfiehlt sich eher ein Stoma.

Kontinente Ileostomie nach Kock

Die »kontinente Ileostomie nach Kock« ist eine weitere Option für Colitis-ulcera-Patienten nach einer Proktokolektomie. Beim sogenannten Kock-Pouch wird nach Entfernung des Dickdarms aus dem Dünndarm ein Reservoir angelegt. Mit einer weiteren Dünndarmschlinge wird dann ein Ventil geschaffen, das aus dem Bauch wie ein Stoma auf die Haut genäht wird. Der Patient gelangt mit einem speziellen Schlauch durch das Ventil in den Pouch und kann den Inhalt des Reservoirs ablassen. Hiernach wird der Schlauch entfernt und auf das Stoma wird ein Pflaster geklebt. Der Pouch ist also kontinent – er gibt nicht unkontrolliert den Darminhalt ab – und der Patient muss keinen Beutel tragen. Die kontinente Ileostomie nach Kock kann als erste Option nach der Proktokolektomie oder auch als eine Umwandlungsoperation nach IPAA angelegt werden.

Chirurgische Behandlung von CED

Beim Für und Wider eines chirurgischen Eingriffs spielen etliche Faktoren eine Rolle. In manchen Fällen helfen konservative, nichtoperative Methoden ein gutes Stück weiter und sind vielleicht die bessere Alternative. Andere Krankheitsbilder und Situationen sind meiner Meinung nach besser mit der Chirurgie zu handhaben. Welche das sind, darüber informiere ich Sie nachfolgend.

Eingriffe bei Morbus Crohn

Ein Morbus Crohn mit isolierter Manifestation, also bei eingegrenztem Befall im terminalen Ileum, sollte bevorzugt chirurgisch behandelt werden. Dieser Eindruck wird durch die Ergebnisse einer neulich veröffentlichten Studie (LIRIC Trial) bestätigt. In dieser Studie wurden etwa 70 Patienten mit limitiertem Crohn des terminalen Ileums ohne Stenose oder Fistel in je einer Gruppe zusammengeschlossen. Die eine Gruppe erhielt den Anti-Alpha-TNF-Antikörper Infliximab, während die andere Gruppe operativ versorgt wurde. Der Endpunkt der Studie war ein eventuell notwendiger Therapiewechsel (wer zunächst Antikörper erhalten hatte, wurde operiert, wer zuerst operiert wurde, hat mit der Zeit zusätzlich Antikörper bekommen). Nach zwölf Monaten mussten 13 Patienten aus der Infliximab-Gruppe operiert werden, wohingegen lediglich vier operierte Patienten zusätzlich Infliximab benötigten. Nach vier Jahren wurden zusätzlich 16 Patienten aus der Infliximab-Gruppe operiert verglichen zu sieben weiteren Patienten aus der Operationsgruppe, die eine Infliximab-Behandlung erhielten. Aus dieser Arbeit kann zusammenfassend festgehalten werden, dass einige Crohn-Patienten mit limitiertem Befall des terminalen Ileums ohne Stenose oder Fistel durchaus von einer vorangehenden chirurgischen Behandlung profitieren würden. Wenn man den Eingriff minimalinvasiv – also mittels der sogenannten Schlüssellochtechnik, bei der nur kleine Schnitte notwendig sind – durchführt, sind die Gewebsverletzungen sehr gering.

Bei der Crohn-Chirurgie sollten, wenn möglich, Notfalleingriffe vermieden werden, denn in solchen Fällen wird unnötigerweise viel Darm geopfert. Besser ist es, wenn die Notfallsituation ohne Operation gelöst wird. Ob eine Operation im weiteren Verlauf immer noch notwendig ist, kann dann festgestellt werden. Wenn operiert wird, sollte möglichst die Schlüssellochtechnik angewandt werden.

Auch ein Morbus Crohn mit Fisteln zwischen Dünn- und Dickdarm sollte operativ versorgt werden. Crohn-Fisteln gehören in die Hände eines erfahrenen Proktologen, denn sonst droht unter Umständen durch Muskelverletzungen eine Inkontinenz, die unter Umständen vermeidbar gewesen wäre.

Notfallchirurgie bei Colitis ucerosa

Bei der Colitis ulcerosa wird der Chirurg überwiegend in einer Notfallsituation gebraucht. Operiert werden muss, wenn eine Darmperforation vorliegt. Bei der Colitis ulcerosa entsteht die Perforation meistens auf dem Boden eines sogenannten Megakolons. Von einem Megakolon spricht man, wenn eine ausgedehnte Erweiterung des Dickdarms vorliegt – eine typische Komplikation bei Colitis ulcerosa. Das Megakolon kann toxisch werden; dann ist der Dickdarm nicht nur zu weit, sondern der Patient weist auch Zeichen einer systemischen Erkrankung wie Fieber, Blutdruckabfall, Schlappheitsgefühl und so weiter auf. Bei einem Megakolon kann man mit einer Darmdekompression (Ablassen der Luft aus dem Darm) im Rahmen einer Darmspiegelung versuchen, die Situation zu kontrollieren, ohne chirurgisch einzugreifen. Gelingt dies nicht, muss schnell operiert werden. Eine Perforation des Darms bei einem toxischen Megakolon führt meistens zur Bauchfellentzündung mit einem sehr hohen Mortalitätsrisiko (Sterblichkeitsrisiko).

Ein weiterer Grund, schnell zu operieren, ist eine Blutung, die mit einer schweren Colitis ulcerosa zusammenhängt. Die entzündete Schleimhaut geht ab und die darunterliegenden Gefäße beginnen zu bluten. Der Blutverlust kann zunächst mit Bluttransfusionen kompensiert werden, wenn der Patient aber instabil wird, mit Anzeichen des Kreislaufskollapses (Herzrasen, Schlappheitsgefühl, Blässe, usw.) muss operiert werden.

Geplante Operationen bei Colitis ulcerosa

Neben diesen Notfallszenarien gibt es Gründe, bei Colitis ulcerosa geplant zu operieren, etwa wenn die medikamentöse Behandlung nicht mehr anschlägt. Auch wenn der Patient nur auf Kortison in hohen Dosen anspricht, finde ich eine Operation empfehlenswert. Hohe Kortisondosen können viele Probleme auslösen: eine sogenannte Kortisonhaut (die Haut pellt sich einfach), eine Psychose (viel Kortison wirkt sich auf das Gehirn aus), Infektanfälligkeit (das Immunsystem wird unterdrückt) und anderes mehr. In solchen Fällen ist es für den Patienten besser, ohne Dickdarm zu leben. Dann sind auch die genannten Probleme wieder wie weggeblasen.

Standardoperation bei Colitis Ulcerosa

Die operative Behandlung der Colitis ulcerosa erfolgt in der Regel in zwei, manchmal auch drei Operationen und endet mit der Anlage eines J-Pouches. Ziel der Operation ist die Entfernung des krankhaften Dickdarms mit gleichzeitiger Schaffung einer Möglichkeit, den Dünndarm mit dem Darmausgang zu verbinden, sodass der Patient immer noch durch den After abführen kann. Dieses Verfahren nennt sich »restaurative Proktokolektomie« mit Anlage einer Ileo-Pouch-Anal-Anastomose (IPAA). Restaurativ bedeutet hier die Wiederherstellung des Darmdurchgangs. Bei der Proktokolektomie werden der Dick- und der Mastdarm entfernt. Ein Pouch ist, wie schon oben erwähnt wurde, ein größeres Behältnis, das aus dem Dünndarm gebildet wird und der Ansammlung des Stuhls dient. Der am häufigsten verwendete Pouch ist der sogenannte J-Pouch (J beschreibt die bestimmte Gestaltungsart des Pouches in Form eines J).

Zunächst wird – bevorzugt minimalinvasiv, also mittels der Schlüssellochchirurgie – der Dickdarm unter Belassen des Mastdarms

(Enddarms) entfernt und ein endständiges Ileostoma (siehe Kapitel »Stoma« Seite 87) angelegt. Der Grund für diesen Schritt besteht darin, dass der stark entzündete Enddarm schlecht heilt. Eine Anastomose (neue Darmverbindung) zwischen Dünn- und Enddarm würde in dieser Situation mit großer Wahrscheinlichkeit nicht heilen. Da über den verbliebenen Mastdarm kein Stuhl mehr läuft, erholt sich dieser von der Erkrankung weitestgehend. In einer weiteren Operation nach ca. 3 bis 6 Monaten wird auch der Mastdarm, also der Enddarm, bis auf 2 bis 3 cm entfernt. Bei dieser Operation wird dann aus dem Dünndarm der oben beschriebene J-Pouch hergestellt, der an den Enddarm-Rest angeschlossen wird. Bis hierhin wäre das Verfahren dann mit zwei Operationen abgeschlossen. Manchmal werden jedoch auch drei Operationen durchgeführt. Diese Variante wird aus Sicherheitsgründen vom Operateur gewählt, wenn zu befürchten ist, dass der neu angelegte J-Pouch undicht wird. Dann legt man in Operation 2 erneut ein Stoma für ca. 6 bis 12 Wochen an, dann wird in Operation 3 das Stoma verschlossen und die Verbindung mit dem J-Pouch freigegeben.

Weitere Operationsfelder

Die maligne Entartung der Schleimhaut (die Entstehung von Krebs) entweder als schwere Dysplasie (Vorstufe zum Darmkrebs) oder bei Krebs ist ein weiterer Grund, den Dickdarm zu entfernen. CED-Patienten haben im Vergleich zur normalen Bevölkerung ein circa dreifach höheres Risiko, an Darmkrebs zu erkranken. Bei Colitis ulcerosa liegt das Risiko noch deutlich höher als bei Morbus Crohn. Wenn neben der Colitis eine Gelbsucht (primär sklerosierende Cholangitis) vorliegt, steigt das Krebsrisiko noch deutlich (etwa 15-fach) an. Solche Patienten sollten jährlich zur Darmspiegelung gehen; ich halte eine rechtzeitige operative Behandlung in diesen Fällen für empfehlenswert.

Perianale Abszesse

Entzündungen in der Haut kommen immer wieder vor, mal in Form von Eiterpickelchen, die sich problemlos entfernen lassen oder schnell von selbst verschwinden, oder als Abszesse, die meist ein wenig tiefer sitzen und sich hartnäckig mit Rötung, Schwellung und Schmerz bemerkbar machen. Ein Abszess ist eine Eiteransammlung in einer anatomisch nicht vorhandenen Körperhöhle. Solche Körperhöhlen sind zum Beispiel der Magen, der Darm, die Lunge, die Gallenblase und so weiter – sogenannte Hohlraumorgane. Die Haut ist kein Hohlraumorgan, und wenn sich Eiter in der Haut ansammelt, nennt man das einen Abszess. Entsprechend stellt eine Eiterbildung in der Haut um den After einen Abszess dar, und zwar einen perianalen Abszess beziehungsweise periproktischen Abszess. Ich finde die Bezeichnung »perianaler Abszess« ganz zutreffend, weil damit klar wird, dass ein Abszess in der Nähe des Anus liegt.

Wie entsteht ein perianaler Abszess?

Die proktodealen Drüsen – die Drüsen im Bereich des Po-Ausgangs – sind bei Menschen rudimentär, also stark zurückentwickelt, und wenn vorhanden, dann produzieren sie Talg. Über das Vorhandensein und die Funktion dieser Drüsen streiten sich nach wie vor die Geister. Die Drüsen sollen dafür sorgen, dass der Analkanal, der durch harten und wässrigen Stuhl beansprucht wird, geschützt und geschmeidig ist. So die Annahme. Man geht davon aus, dass eine mögliche Ursache von perianalen Abszessen eine Verstopfung der Drüsengänge mit Überwucherungen von Bakterien ist. Das löst eine Entzündung aus, die sich mit Schmerzen, Schwellungen, Rötungen und sonstigen Begleitsymptomen bemerkbar macht. Etwa wie ein Insektenstich: Es kommt zu einer Schwellung, die Stelle rötet sich, es wird heiß, tut sehr weh und man möchte die betroffene Stelle schonen.

Es entsteht ein Druckschmerz, als würde die Stelle unter Spannung stehen und explodieren wollen – was nicht geschieht, weil die Haut ziemlich widerstandsfähig ist. Viele vermeiden nun, aufs Klo zu gehen, denn beim Stuhlgang wird der schmerzende, schon angespannte Abszess zusätzlich unter Druck gesetzt.

Das alles auszuhalten, geht nur bis zu einem gewissen Punkt, und so mancher Betroffene sucht die Klinik mitten in der Nacht auf, weil die Schmerzen nicht mehr zu ertragen sind. Es besteht Handlungsbedarf und die Erleichterung ist groß, wenn der Druckschmerz endlich nachlässt.

Im Kapitel »Fisteln – ein verhängnisvoller Weg aus dem Darm«, Seite 101, haben Sie den Vergleich mit der Handgranatenexplosion, deren Druckwelle sich einen Weg nach draußen sucht, schon gelesen. Hier möchte ich noch einmal daran erinnern: Beim perianalen Abszess besteht die Möglichkeit, dass sich eine Verbindung zwischen Darm und Abszesshöhle gebildet hat. Das kommt in etwa 30 bis 40 Prozent der Fälle vor und ist dann als Fistel zu diagnostizieren.

Behandlungsmöglichkeiten: Was kann man machen?

Wie geht der Arzt nun vor, um den Abszess zu entfernen? In einer kurzen Narkose wird er exzidiert. Das bedeutet, dass der Abszess herausgeschnitten wird. Schon beim ersten Schnitt entlädt sich der Inhalt (Eiter). Das gibt eine Vorstellung davon, unter welchem Druck der Eiter gestanden hat. Die Wunde wird in der Regel offen gelassen, damit sie langsam abheilen kann.

Der Eingriff kann bei kleinen Befunden ambulant erfolgen. Bei größeren Befunden ist allerdings eine stationäre Behandlung sinnvoll. Die offene Wunde wird täglich gespült oder ausgeduscht. In früheren Zeiten hat man Sitzbäder gemacht, und ich halte beide Methoden für gleichwertig. Es ist kein Problem, wenn Seifenwasser an die Wunde kommt, die Heilung wird dadurch nicht beeinträchtigt. Was unbedingt vermieden werden muss, ist, dass die Wunde länger als unbedingt nötig mit Stuhl in Kontakt kommt. Deshalb rate ich, nach jedem Stuhlgang entweder ein Sitzbad zu nehmen oder die Wunde unter der Dusche kurz auszuspülen. Anwenderfreundlich und von meiner Seite sehr zu empfehlen ist hier die Anwendung eine Po-Dusche wie zum Beispiel des Produkts von HappyPo (siehe Seite 191). Die Wunde heilt letztendlich in ein paar Wochen komplett aus und man weiß es zu schätzen, wenn man künftig von einem Abszess verschont bleibt.

Geschlechtskrankheiten

Zunächst möchte ich Ihnen sagen, dass jede Art von Geschlechtskrankheit, die bei der Frau in der Scheide oder beim Mann am Penis auftreten, sich auch im Analbereich bemerkbar machen kann. Es ist jedenfalls Tatsache, dass die häufigsten Geschlechtskrankheiten nicht selten auch im Po-Bereich zu finden sind.

Das bedeutet, dass beispielsweise Erreger von HPV (der humane Papillomvirus), Syphilis, Gonorrhö, Herpes und so weiter beim Analverkehr in den Analkanal gelangen. Während Geschlechtskrankheiten an den typischen Stellen (Schamlippen/Scheide beziehungsweise Penis) die für sie üblichen Beschwerden auslösen, können die gleichen Erkrankungen im Po-Bereich sehr beschwerdearm oder mit ungewöhnlichen Beschwerden einhergehen. Der Umstand, dass der Analbereich nicht ohne Weiteres einsehbar ist, macht die Sache noch komplizierter.

Die häufigsten Beschwerden

Jucken, Nässen, Ausflüsse (zum Teil übel riechend), aber auch Schmerzen und Blutungen sowie das Ertasten von einem Gebilde zählen zu den häufigsten Beschwerden, mit denen sich Patienten an den Proktologen wenden.

Oft wird irgendetwas beim Abwischen nach dem Stuhlgang bemerkt, und wer sich vor dem Arztbesuch im Internet schlaugemacht hat, kann den Proktologen mit der Diagnose »Warzen« konfrontieren. Tatsächlich handelt es sich meistens um Kondylomen. Solche Warzen finden sich oft auch im Schamlippen- oder Scheidenbereich sowie im Bereich des (oder am) Penis. Es existieren zwei Arten von Kondylomen: »Condylomata acuminata« (Feigwarzen, Feuchtwarzen oder Genitalwarzen genannt) und »Condylomata lata«.

Feig- und Feuchtwarzen

Zunächst zu den Erstgenannten. Feigwarzen werden von sogenannten HPV (den humanen Papillomvieren) verursacht. Die Erreger übertragen sich durch den direkten Kontakt mit einem infizierten Geschlechtspartner. Schätzungsweise haben gut 2 Prozent der sexuell aktiven Menschen sichtbare Genitalwarzen. Es wird vermutet, dass die Zahl nicht augenscheinlicher Infektionen (also ohne Warzen) viel höher ist. Bei über 50 Prozent der Erwachsenen lassen sich im Blut Antikörper gegen HPV als Zeichen eines Erregerkontakts nachweisen.

Die Wahrscheinlichkeit, im Laufe des Lebens mit dem HPV in Kontakt zu geraten, liegt schätzungsweise zwischen 75 und 80 Prozent. Sie sehen, dass der HPV sehr weitverbreitet ist. Zugleich lassen diese Zahlen schlussfolgern, dass die HPV-Infektion meistens unbemerkt abläuft und keine Komplikationen verursacht.

Die Bezeichnung »Feuchtwarzen« hängt damit zusammen, dass diese Warzen bevorzugt an feuchtwarmen Körperstellen wie dem Genital- und dem Analbereich zu finden sind. Sie sind eigentlich »hautständig«, befinden sich also überwiegend auf der Haut. Ein Befall der Schleimhäute des Analkanals, Enddarms und sogar der Gebärmutter (Gebärmutterhals) ist zwar selten, kommt jedoch vor. Diese Warzen werden zum Teil mit der Entwicklung von Krebs in den betroffenen Bereichen in Verbindung gebracht (Abb. 20).

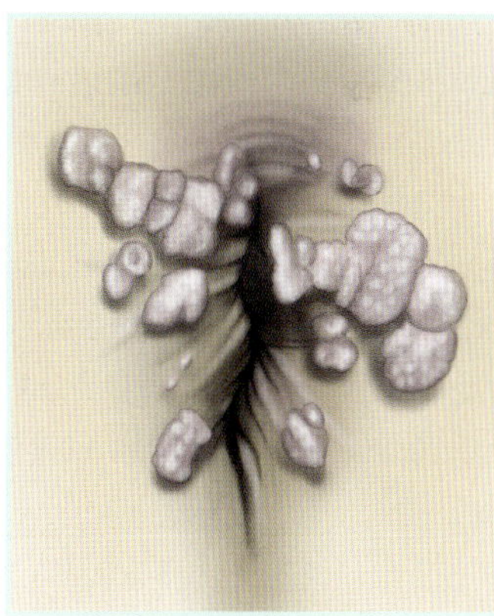

Abb. 20: **Condylomata lata – Feigwarzen**
Feig- oder Feuchtwarzen, die im Genital- und Analbereich auftreten.

Syphilis

Die Condylomata lata ist eine Form der Syphilis (andere Bezeichnungen: »Lues venerea« oder »harter Schanker«). Die lateinische Bezeichnung »Lues venerea« (unheilbare Seuche) verweist auf die vor der Antibiotika-Ära häufig beobachteten tödlichen Verläufe der Syphilis. Als »harter Schanker« wird ein für die Syphilis kennzeichnendes Geschwür bezeichnet. Die Krankheit wird vom Bakterium Treponema pallidum beim Geschlechtsverkehr durch Schleimhautkontakt übertragen. Auch eine Übertragung durch die Plazenta mit meist tödlichem Ausgang für das ungeborene Kind wurde beschrieben. Selten können die Bakterien im Rahmen der Geburt von der infizierten Mutter auf das Kind übertragen werden.

Die Krankheit beginnt typischerweise mit einer Schwellung der Schleimhaut an der Kontaktstelle Vagina oder Penis, der Analschleimhaut bei Analverkehr oder auch der Mundschleimhaut bei oralem Verkehr. Als Begleitreaktion kommt es zu einer Schwellung der Lymphknoten im betroffenen Bereich. Der Verlauf der Syphilis kann in vier Phasen unterteilt werden: Die erste Phase dauert gut drei bis vier Wochen nach dem Kontakt. In dieser Zeit tritt das typische Geschwür »harter Schanker« auf. Die zweite Phase beginnt etwa acht Wochen nach dem Kontakt mit diversen Hautveränderungen, unter anderem Warzen, den Condylomata lata. Mit Phase drei breitet sich die Syphiliserkrankung im Körper aus, das kann Jahre oder Jahrzehnte dauern. In Phase vier wird das Nervensystem in Mitleidenschaft gezogen und das Krankheitsbild »Neurolues« oder »Neurosyphilis« erreicht.

Während die Krankheit in den ersten beiden Phasen hoch ansteckend ist, besteht kaum eine Ansteckungsgefahr in den späteren Phasen.

Im Bewusstsein der Öffentlichkeit spielt Syphilis so gut wie keine Rolle und viele meinen, mit dieser Krankheit nie in Kontakt zu kommen. Doch die Statistik zeigt eine andere Tendenz: Hierzulande ist in den letzten Jahren eine langsame Steigerung der Zahl an Syphilis-Neuerkrankungen zu verzeichnen.

Der Proktologe sieht den Betroffenen am ehesten in den ersten zwei Phasen. Eine genaue Nachfrage über die sexuellen Praktiken kann bei der Diagnosestellung sehr hilfreich sein. Die proktologische Untersuchung erfolgt standardmäßig, wie ich sie Ihnen im Kapitel »Die Proktologie« auf Seite 17 beschrieben habe; zusätzlich wird ein Abstrich zur mikrobiologischen Untersuchung genommen. Außerdem kann man bei Warzen eine Laboruntersuchung auf Lues-Antikörper veranlassen.

Fällt die Blutuntersuchung auf Lues positiv aus, hat der Patient Syphilis. In solchen Fällen nehme ich Kontakt mit einem Infektiologen (Spezialist für Infektionskrankheiten) auf, damit der Patient richtig behandelt wird. Wenn die Untersuchung keinen Hinweis auf Syphilis zeigt, dann hat man es mit sogenannten Feigwarzen zu tun. Diese werden in einer Kurznarkose entfernt.

Wie anfangs erwähnt, können sämtliche Geschlechtskrankheiten auch im Po-Bereich auftreten. Die meisten dieser Krankheiten lassen sich konservativ behandeln – nicht unbedingt durch den Proktologen, der die Patienten an den entsprechenden Experten überweist. Um Warzen im Analbereich wird sich Ihr Proktologe kümmern. Beim Nachweis einer Geschlechtskrankheit muss man immer in Betracht ziehen, dass noch andere Krankheiten wie zum Beispiel HIV, Hepatitis und so weiter vorliegen können. Lassen Sie sich von Ihrem Arzt testen und aufklären.

Operative Behandlung von Feigwarzen

Bei der Entfernung von Feigwarzen verwende ich eine Technik, die sich »Nassrasur« nennt. Zunächst erhält der Betroffene einen Einlauf, dann werden die sichtbaren Warzen unter Verwendung von Strom verbrannt, das ist sozusagen die Rasur. Bei diesem Vorgehen spritzt man zusätzlich Wasser an die entsprechende Stelle – also Nassrasur. Das Wasser verhindert, dass durch die Verbrennung Dämpfe entstehen, die vom Operateur beziehungsweise vom Operationsteam eingeatmet werden und sie infizieren könnten. Danach wechsle ich die Handschuhe und führe eine Enddarmspiegelung durch, um einen Befall der Schleimhaut ausschließen zu können. Der Handschuhwechsel stellt sicher, dass die Enddarmschleimhaut nicht mit den Viren, die sich auf den benutzten Handschuhen befanden, infiziert wird. Aus diesem Grund werden die Warzen übrigens auch »rasiert« und nicht einfach abgeschnitten – damit es nicht zu einer Verschleppung der Viren auf die Wundfläche kommt. Da die Warzen wiederkommen können, empfiehlt sich eine regelmäßige Nachsorge.

Die Beratung und eventuell Untersuchung und Behandlung des Partners eines Patienten mit Geschlechtskrankheiten ist ratsam – unabhängig davon, ob Symptome vorhanden sind oder nicht. Wegen der ärztlichen Schweigepflicht muss der Patient diesem Schritt ausdrücklich zustimmen. Bleibt der Partner beziehungsweise die Partnerin unbehandelt, besteht ein hohes Risiko einer Re-Infektion (Wiederansteckung) nach einer erfolgreichen Behandlung.

Fremdkörper im Enddarm

Dass der Anus nicht nur als Ausgang für den Darminhalt dient, sondern auch für andere Zwecke benutzt werden kann, ist alles andere als unüblich. Das Einführen von Substanzen in den Anus zur Behandlung von Fieber oder Schmerzen ist eine bewährte und häufig angewandte Methode, und Zäpfchen gehören zu den häufigsten Fremdkörpern, die anal eingeführt werden. Ebenso ist das anale Einführen des Glieds eine oft angewandte Praktik zwischen Sexualpartnern. Sowohl die Platzierung von Medikamenten in den Analkanal als auch der Analverkehr sind letztendlich nichts Ungewöhnliches. Daher werden in diesem Kapitel diese zwei Aspekte außer Acht gelassen. Hier gelten als Fremdkörper alle Gegenstände oder Substanzen, die körperfremd sind und nicht in medizinischer Absicht in den Analkanal eingeführt werden.

Die Liste möglicher zweckentfremdender Nutzung des Analgangs ist sehr umfangreich und der Kreativität sind kaum Grenzen gesetzt. Aus proktologischer Sicht lassen sich zwei große Gruppen unterscheiden: die kriminelle Nutzung und die sexuell motivierte Nutzung.

Kriminelle Nutzung des Analkanals

Leider ist es so, dass der Analkanal von manchen Menschen für illegale geschäftliche Zwecke genutzt oder missbraucht wird. Ich spreche hier von Menschen, die Drogen schmuggeln. Beim Mann ist es typischerweise so, dass die Drogenpäckchen in den Po hineingeschoben werden, damit man diese unentdeckt transportieren kann. Bei Frauen dient dazu zusätzlich die Vagina. Das ist insofern ein gefährliches Unterfangen, weil sowohl die Vagina als auch der Analkanal stark durchblutet sind. Wenn man Medikamente wie zum Beispiel ein Zäpfchen in den Anus gibt, dann löst es sich auf, die Inhaltsstoffe werden von der Schleimhaut dort aufgenommen und entfalten ihre Wirkung woanders im Körper, beispielsweise wird das Fieber gesenkt. Wenn Drogenschmuggler Pech haben und die Verpackung der Drogen (meistens Heroin oder Kokain) platzt, dann wird die austretende Drogensubstanz von der Schleimhaut in der Vagina oder im Analkanal aufgenommen. So ein Päckchen enthält oft das Vielfache einer tödlichen Dosis, die schon so manches Mal für Schlagzeilen gesorgt hat, wenn ein Hollywoodstar an ihr verstorben ist. Das Platzen eines Drogenpäckchens im Po führt ohne ärztliche Hilfe schnell zum Tod des Betroffenen.

Sexuell motivierte Nutzung

Die andere Zweckentfremdung ist, wenn ein Fremdkörper aus sexuell getriebenen Motiven in den Analkanal eingeführt wird. Dabei gibt es keine Altersgrenze; die Spannbreite meiner Erfahrung geht von ganz jungen Menschen (bei ihren ersten sexuellen Erfahrungen) bis zu Menschen sehr hohen Alters (mein ältester Patient hierbei war 84 Jahre alt). Und das Instrumentarium, das in den Analkanal hineingeführt wird, reicht von einfachen Dingen bis hin zu unvorstellbaren Gegenständen. Angefangen von Metallstäben über Löffel und Gabel, Kristalldildos, Plastikteile, aber auch Flaschen mit und ohne Deckel oder sogar Haarbürsten. Interessanterweise sind die Geschichten dahinter fast immer unterhaltsam und manchmal auch lustig.

Gefährliches Spielzeug

Ich erinnere mich an einen 21-jährigen Patienten, der gegen 3 Uhr morgens in die Klinik kam und wegen dem ich – damals junger Assistenzarzt – geweckt wurde. Dieser junge Mann gab an, Bauchschmerzen zu haben, wollte aber zunächst nicht sagen, was genau sein Problem sei. Nachdem ich über Small Talk das Eis gebrochen hatte, erzählte er mir, was passiert war. Wie so oft, war jemand anders Schuld an der Situation. In diesem Fall hatte ihm seine Freundin während des Geschlechtsverkehrs etwas in den Po eingeführt. Das sei so gegen 21 Uhr gewesen und er habe mehrfach auf dem Klo gesessen und gehofft, dass durch starkes Pressen dieses Etwas auch wieder herauskommt. Aber das Ding kam nicht heraus, und deshalb war er nun mitten in der Nacht hier. Die Geschichte war ihm sehr peinlich und er tat mir richtig leid.

Ich habe ihn untersucht und anschließend ein Röntgenbild des Bauchs mit Abbildung des Beckens anfertigen lassen. Zum einen wollte ich sehen, was genau das ist, welche Form das Ding hat, wie lang es ist und ob die Chance besteht, dass ich es ohne eine Narkose herausziehen kann. Zweitens wollte ich wissen, ob das Ding vielleicht sogar schon den Darm kaputt gemacht hat. Wenn das der Fall gewesen wäre, hätte man freie Luft im Bauchraum erkennen können. Auf dem Röntgenbild konnte ich in diesem Fall keine freie Luft erkennen, aber ich habe in etwa beurteilen können, um was für ein Ding es sich gehandelt hat. Es war ein Teil, das sich zur Spitze hin langsam verjüngt. Ob es rund oder eher flach war, konnte ich mit dieser zweidimensionalen Aufnahme nicht eindeutig sagen. Jedenfalls habe ich dem Patienten gesagt, dass ich es sehe und wir versuchen werden, es so herauszuholen. Wenn es klappe, dann würde ihm das die Narkose ersparen. Ferner musste ich ihn darüber aufklären, dass es bei dem Versuch, den Fremdkörper zu entfernen, zu einem Durchbruch des Darms kommen könnte, der Schließmuskel verletzt werden könnte und so weiter.

Nachdem er mit seiner Unterschrift dem Eingriff zugestimmt hatte, begann ich mit dem Vorhaben, den Fremdkörper zu entfernen. Ich habe mir Handschuhe angezogen und viel Gleitmittel aufgetragen. Durch die Vene erhielt der Patient ein Medikament zum Schlummern, während ich mit meinen Fingern den Schließmuskel zunächst etwas weiten und mit etwas Glück mit zwei Fingern das Ding fassen konnte. Ich gelangte mit meinen Fingern in eine Rille des Fremdkörpers, sodass ich es packen und dann mit langsamen, sanften Drehbewegungen herausziehen konnte. Es war ein spiralförmiger Vibrator aus Kristall mit quer laufenden Rillen. Die Form und diese Rillen hatten dafür gesorgt, dass das Ding von allein den Weg nicht mehr nach draußen gefunden hätte.

Als der junge Mann wieder das volle Bewusstsein erlangt hatte, zeigte ich ihm den Gegenstand und wollte ihn ihm zurückgeben. Da er das Ding nicht haben wollte, wurde es mit seinem Namen als Patienteneigentum versehen und zur Seite gelegt. Ich nahm den Patienten zur stationären Beobachtung auf, um sicher sein zu können, dass der Darm keinen Schaden davongetragen hat. Zwei Stunden später wurde ich angerufen, denn der junge Mann wollte nach Hause gehen. Er hatte sich auch nach seinem Dildo erkundigt, weil das ja schließlich sein Eigentum sei. Er bekam ihn ausgehändigt und ich habe ihm noch mit auf den Weg gegeben, dass das Ding gefährlich sei, weil Kristall brechen kann und Kristallsplitter im Darm schlimme Konsequenzen haben könnten.

Versicherungsrechtliche Aspekte

Problematisch in einem solchen wie dem eben genannten Fall ist die Tatsache, dass die Patienten sehr oft sagen: »Das war nicht ich, sondern mein Partner, der den Gegenstand eingeführt hat.« Das wirft eine rechtliche Frage auf. Durch eine vorsätzliche Aktion des Partners ist es zu einem Schaden gekommen, denn der Betroffene war auf Hilfe angewiesen und musste ein Krankenhaus aufsuchen. Es ist also rechtlich über eine Körperverletzung nachzudenken. Jetzt stellt sich die Frage, ob das Handeln des Partners rechtswidrig war oder ob eine vorherige Einwilligung des Verletzten bestand. Die zweite Frage ist, wer für die Kosten der Behandlung aufkommt. Denn die medizinische Behandlung eines Schadens, der als Folge einer nicht-medizinischen Aktion entstanden ist, wird in der Regel von den Krankenkassen nicht übernommen.

Ich hatte einmal eine 20-jährige Patientin, die behauptete, ihr Freund hätte ihr etwas anal eingeführt. Dabei handelte es sich um einen Puppenkopf mit Haaren. Diese Patientin musste sich zur Entfernung des Gegenstands einer Kurznarkose unterziehen. Sie ist danach zwei Tage stationär im Krankenhaus verblieben und bekam Antibiotika verabreicht, weil sie Blut im Stuhl hatte.

Der Aspekt des möglichen körperlichen Schadens und der eventuell entstehenden Kosten scheint für die Akteure beim sexuell motivierten Missbrauch des Analkanals offensichtlich keine große Rolle zu spielen.

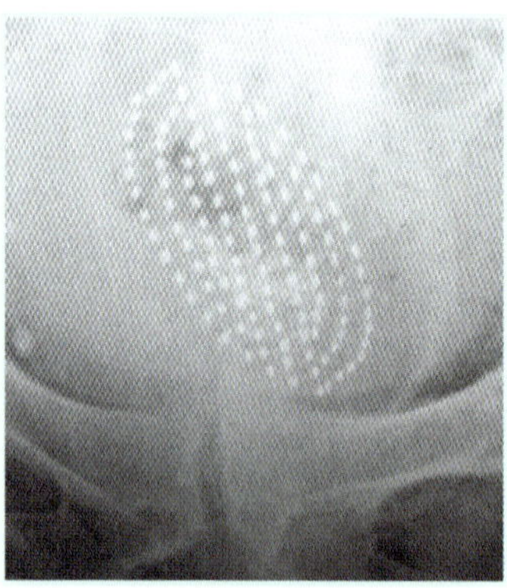

Abb. 21: **Bauchraum mit Haarbürste**
Röntgenaufnahme, auf der eine Haarbürste im Bauchraum zu erkennen ist.

Ein Juckreiz mit Folgen

Ein anderer bemerkenswerter Fall war ein knapp 84-jähriger Mann, der ins Krankenhaus kam, weil er sich eine Haarbürste in den Hintern geschoben hatte – und zwar nicht mit dem schmalen Handgriff, sondern mit der großen, breiten Seite, also mit dem Bürstenkopf voran (Abb. 21).

Die Geschichte war witzig. Der Mann kam in die Notaufnahme, weil er seit zwei Tagen keinen Stuhlgang mehr hatte, also wurde ich wegen des Verdachts auf Darmverschluss gerufen. Ich habe ihn untersucht und vorab eine schnelle, einfache Untersuchung durchgeführt, die Sie aus dem Anfangskapitel schon kennen: die »kleine Hafenrundfahrt«. Dabei stieß mein Finger auf einen harten Gegenstand. Ich habe den Patienten auf diesen Gegenstand angesprochen, und auf einmal hatte der Mann Demenz: Er wisse ja nicht, was er gemacht habe und was da drin sein könnte. Also machten wir ein Röntgenbild, und schon die Interpretation des Röntgenbilds war eine Herausforderung.

Eine Bürste konnten wir schließlich nach Einholen von Vorschlägen der anwesenden Kolleginnen identifizieren, da die zahlreichen kleinen Fremdkörper in Form von Nagelköpfen große Verwirrung gestiftet hatten. Diese Bürste konnte ich schließlich ohne Narkose mithilfe von sehr viel Gleitmittel herausholen, was bei einem viel jüngeren Patienten aufgrund der Muskelstärke des Schließmuskels sicher nicht gegangen wäre. Als ich das Ding herausgezogen hatte und es wirklich eine Haarbürste war, wartete der Patient plötzlich mit einer unglaublichen Erklärung auf: Er habe ein ganz fürchterliches Jucken am Po gehabt und wollte nicht mit den Fingern kratzen. Also habe er sich überlegt, die Bürste zu nehmen, weil es damit sicher besser gehen würde, und das dann auch gemacht. Dabei sei ihm das Ding aus der Hand gerutscht und vom Po eingesaugt worden.

Natürlich war das Kokolores. Als würde im Darm Unterdruck herrschen und alles, was in die Nähe des Pos kommt, eingesaugt werden! Man muss schon aktiv das Ding hineinschieben. Der Mann wurde stationär aufgenommen, und es stellte sich bei der Erhebung der ausführlichen Krankengeschichte heraus, dass das nicht das erste Mal war.

Wer sich etwas in den Analkanal eingeführt hat und dann wegen Problemen zum Arzt muss, schämt sich verständlicherweise. Trotzdem wäre es grundfalsch, aus Scham diese Tatsache zu verschweigen und dem Arzt nicht frei heraus alles zu erzählen. In diesem Fall kann es letztendlich um Leben und Tod gehen, denn durch einen Fremdkörper, der in den Po eingeführt wurde, kann es zu einem Darmdurchbruch und zu einer lebensgefährlichen Bauchfellentzündung kommen.

Da war doch noch was mit einer Frucht ...

Sie erinnern sich bestimmt an den jungen Mann mit der Frucht, mein erster Fall mit Fremdkörpern im Darm, der am Beginn meiner beruflichen Spezialisierung stand und den ich Ihnen am Anfang des Buches geschildert habe. Nachdem dieser Patient in Narkose gelegt war, begannen wir mit der Entfernung der Frucht. Die war sehr groß und die Schleimhaut des Enddarms war stark angeschwollen, sodass man trotz Dehnung des Schließmuskels die Frucht nicht als Ganzes entfernen konnte. Also haben wir sie vorsichtig zerstückelt und peu à peu herausgeholt. Erst dann konnten wir erkennen, dass es sich um eine Mango handelte. Ich habe jedes einzelne Stückchen in eine Tüte gepackt, da es sich ja um Patienteneigentum handelt, und habe dem Patienten, nachdem er wieder aus der Narkose erwachte, die Mango gezeigt. Verständlicherweise wollte er seine Mango nicht mehr haben, sodass sie in seinem Beisein entsorgt wurde. Alle möglichen Gegenstände werden in den Po eingeführt. Bananen und Gurken zählen dabei zu den Spitzenreitern. Auch Gegenstände wie Flaschen und andere zerbrechliche Utensilien sind bei Menschen mit Erfahrung im Fremdkörpereinführen keine Seltenheit. Hier möchte ich klar sagen: Die Einführung von Fremdkörpern in den Po kann böse enden. Sollte ein eingeführter Fremdkörper nicht wieder von allein herauskommen, lautet der dringliche Rat, schnellstmöglich einen Arzt aufzusuchen und dann diesem die Fakten zu nennen, denn ein Fremdkörper kann den Darm so beschädigen, dass man sehr krank wird und in der Folge sogar verstirbt.

Darmkrebsvorsorge

Sicher wissen Sie, dass Krebsvorsorge wichtig ist. Und meiner Meinung nach ist sie beim Tumor im Darm besonders wichtig, denn hier »lohnt« sie sich besonders, weil Darmkrebs bis auf wenige Ausnahmefälle vermeidbar ist. Diese Ausnahmen sind Patienten mit bestimmten genetischen Defekten, die mit größerer Wahrscheinlichkeit zum Krebs führen. Solche Patienten haben eine genetische Veranlagung zum Darmkrebs und auch zu anderen Krebsarten. Diese genetischen Defekte (auch »Mutationen« genannt) werden in der Regel von einem Elternteil vererbt oder entstehen spontan im Laufe des Lebens (sogenannte neue Mutationen). Die Wahrscheinlichkeit der Krebsentstehung hängt sowohl von der vorliegenden Mutation als auch von Alter und Geschlecht des Betroffenen ab. Bei solchen Patienten kann man mittlerweile unter Berücksichtigung von Mutation, Alter und Geschlecht gut einschätzen, wann es zu welchem Krebs kommt.

Bei Patienten, die keine genetische Veranlagung zu Darmkrebs haben, ist Darmkrebs gänzlich vermeidbar. Sie fragen sich vielleicht, wie – ganz einfach: Durch eine regelmäßige Vorsorgeuntersuchung ab einem bestimmten Alter.

Risikofaktoren für die Entstehung von Darmkrebs

Für die Entstehung des Darmkrebses existieren viele bekannte Risikofaktoren. Dabei lassen sich zunächst beeinflussbare von nicht beeinflussbaren Faktoren unterscheiden. Zu den beeinflussbaren Risikofaktoren zählen insbesondere das Rauchen, ungesunde Ernährung, Bewegungsarmut und die Fettleibigkeit. Studien lassen vermuten, dass der Darmkrebs in über 35% der Fälle aufgrund von beeinflussbaren Risikofaktoren entsteht. Das bedeutet, dass wir durch unser tagtägliches Handeln das Risiko, an Darmkrebs zu erkranken, erheblich beeinflussen können. Was die Ernährung angeht hat sich gezeigt, dass übermäßiger Verzehr von rotem Fleisch

(u. a. Rind, Schwein, Schaf) sowie ballaststoffarme Ernährung das Risiko der Entstehung von Darmkrebs deutlich erhöhen. Eine gesunde und ausgewogene Ernährung sowie ausreichend körperliche Betätigung (Faustregel: 45 Minuten Sport, 3 Mal pro Woche) wirken sich nicht nur positiv auf unsere Allgemeingesundheit aus, sondern auch auf die Vermeidung der Krebsentstehung. Eine Rauchentwöhnung – gegebenenfalls unter professioneller Begleitung – hat ebenfalls eindeutig positive Auswirkungen.

Daneben gibt es die nicht beeinflussbaren Risikofaktoren für die Entstehung von Darmkrebs. Hierzu zählen insbesondere die familiäre Häufung von Darmkrebs, bestimmte Grunderkrankungen wie Colitis Ulcerosa und Morbus Crohn sowie manche genetischen Erkrankungen wie die Familiäre Adenomatöse Polyposis (FAP), das Lynch Syndrom, das Peutz-Jeghers Syndrom und die juvenile Polyposis.

Die familiäre Häufung von Darmkrebs ist ein hoher Risikofaktor für die Entstehung von Darmkrebs. In solchen Fällen tritt der Darmkrebs nicht nur häufig in der Familie auf, sondern die Krebsdiagnose wird oft auch schon in jungen Jahren gestellt. Obwohl noch keine eindeutigen genetischen Marker (also Substanzen, die den Krebs anzeigen) in solchen Familien gefunden wurden, geht man von einer vererblichen Veranlagung aus. Mit der Fortentwicklung in der Medizin halte ich es für sehr wahrscheinlich, dass zukünftig entsprechende genetische Marker in betroffenen Familien gefunden werden. Die genetischen Erkrankungen mit Veranlagung zum Darmkrebs entstehen aufgrund von Mutationen, die geschlechtsunabhängig mit einer Wahrscheinlichkeit von 50% weitervererbt werden. Kennzeichnend für die meisten genetischen Formen des Darmkrebses ist neben dem jungen Alter zum Zeitpunkt der Diagnose auch die Tatsache, dass alle Generationen der Familie betroffen sind.

Dass Patienten mit chronisch-entzündlichen Darmerkrankungen ein deutlich höheres Risiko für Darmkrebs aufweisen, wurde bereits im Kapitel »Chronisch-entzündliche Darmerkrankungen« Seite 107 beschrieben.

Entstehung von Darmkrebs

Der Darmkrebs entsteht üblicherweise aus Vorstufen, den sogenannten Polypen oder Adenomen. Ein Polyp ist eine Schleimhautvorwölbung; die Zellen der Schleimhaut können sich mit der Zeit so verändern, dass es letztendlich zum Krebs kommt. Die Reihenfolge an Veränderungen, bei der aus Vorstufen (Adenomen) der Krebs (Karzinom) entsteht, wird als »Adenom-Karzinom-Sequenz« bezeichnet (Abb. 22). Der Darmkrebs entsteht bei normalen Menschen ohne genetische Prädisposition (Veranlagung) nicht aus heiterem Himmel, sondern aus Vorstufen (Polypen oder Adenomen). Der Sinn der Vorsorge besteht also darin, diese Vorstufen zu finden und zu entfernen. Damit wird die Adenom-Karzinom-Sequenz unterbrochen und die Entstehung des Darmkrebses verhindert. Das ist die wichtigste Aufgabe der Vorsorge, die mit einer Darmspiegelung erreicht wird.

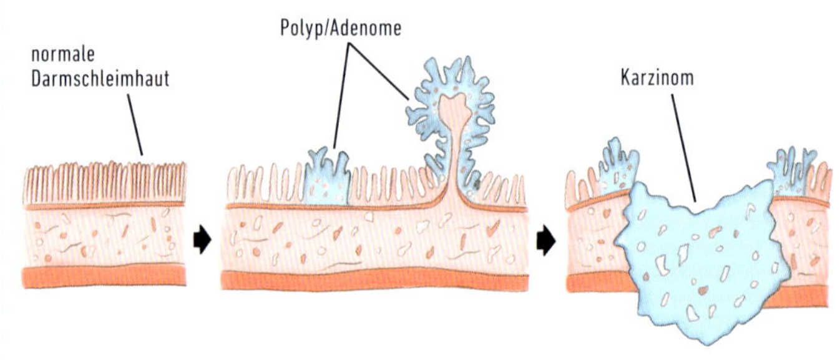

Abb. 22: **Adenom-Karzinom-Sequenz**
Über Adenom-Vorstufen entsteht in der Schleimhaut ein Krebskarzinom. Die linke Abb. zeigt eine gesunde Darmschleimhaut. Die mittele Abb. zeigt eine Schleimhaut mit Polypen. Die rechte Abb. zeigt, wie der Krebs in die Darmwand wächst.

Die Darmspiegelung

Die Darmspiegelung (Koloskopie) hat die höchste Sensitivität (die Wahrscheinlichkeit, dass etwas gefunden wird) und die höchste Spezifität (die Wahrscheinlichkeit, dass das Krankhafte gefunden wird) bei der Krebsvorsorge. Warum ist das so? Bei der Darmspiegelung wird in der Regel der Polyp, also das Adenom, gefunden und entfernt. Damit wird der Krebs schon vor der Entstehung beseitigt. Auch wenn man bei der Darmspiegelung einen bereits krebsverdächtigen Befund entdeckt, wird dieser entweder komplett entfernt oder es werden Proben entnommen, die dann vom Pathologen untersucht werden, um eben festzustellen, ob Darmkrebs bereits vorliegt oder nicht. Sie sehen, die Darmspiegelung ist das A und O in der Darmkrebsvorsorge.

Frühe Vorsorge ist wichtig

In Deutschland war es bis vor ein paar Jahren so, dass die gesetzlichen Krankenkassen die Kosten der Vorsorgekoloskopie erst ab dem 55. Lebensjahr übernommen haben. Wenn Menschen vor diesem Alter eine Vorsorgekoloskopie durchführen lassen wollten, mussten sie diese aus eigener Tasche bezahlen. Bei privat versicherten Patienten übernimmt die private Krankenkasse solche Kosten in der Regel.

Nachdem ich einige junge Patienten mit sehr fortgeschrittenen Befunden selbst operiert hatte beziehungsweise an entsprechenden Operationen beteiligt war, stellte sich für mich die Frage, wie die Situation bei dieser Altersgruppe eigentlich war. Also habe ich eine Untersuchung zu diesem Thema angestoßen. In der Studie wurden die Ergebnisse von Patienten, die sich zum Zeitpunkt der Krebsbehandlung nicht im vorgegeben Vorsorgealter befanden, mit einer Kontrollgruppe aus Patienten, die zum Zeitpunkt der Darmkrebsbehandlung im Vorsorgealter waren, verglichen.

Die Ergebnisse dieser Untersuchung zeigten, dass die jüngeren Patienten – also die Patienten, die nicht im Vorsorgealter waren und entsprechend die Vorsorgekoloskopie auf Kosten der Krankenkasse nicht hätten erhalten können – wesentlich schlimmere Befunde im Vergleich zur Kontrollgruppe aufwiesen. Die meisten von ihnen hatten größere Tumore, die zum Teil auch schon gestreut, sich also auf andere Bereiche ausgebreitet, hatten. Unsere Analyse zeigte letztendlich, dass es sehr sinnvoll wäre, das Vorsorgealter von 55 auf 50 Jahre herabzusetzen.

Wie groß die Relevanz der Ergebnisse unserer Untersuchung war, bewies eine breit angelegte Studie, die in Baden-Württemberg durchgeführt wurde. Dabei erhielten über 84 000 Menschen eine Vorsorgekoloskopie. Es wurde erkundet, wie viele von den Untersuchten auffällige Befunde hatten, die zum Darmkrebs geführt hätten, beziehungsweise wie viele schon Darmkrebs in sich trugen. Diese große Studie kam zu dem Schluss, dass es sehr sinnvoll wäre, das Vorsorgealter auf das 50. Lebensjahr abzusenken. Also genau das, was wir in unserer Studie zuvor herausgefunden hatten.

Die Veröffentlichung dieser Ergebnisse führt zunehmend dazu, dass die gesetzlichen Krankenkassen eine Korrektur des Vorsorgealters vornehmen und die Kosten für eine Koloskopie ab dem 50. Lebensjahr übernehmen.

Andere Methoden der Darmkrebsvorsorge

Neben der Darmspiegelung gibt es andere Methoden der Darmkrebsvorsorge. Weitverbreitet sind die sogenannten Stuhltests. Hier wird der Stuhl auf Blut oder Tumormarker (Substanzen, die von Krebszellen gebildet und mit dem Stuhl ausgeschieden werden) untersucht.

Test auf Blut im Stuhl

Der Test auf Blut im Stuhl funktioniert wie folgt: Man geht zum Hausarzt und bekommt einen Stuhltest; das ist ein kleiner Papierblock, auf den man zu Hause etwas Stuhl gibt. Der Test wird in der Praxis abgegeben und danach mit Wasserstoffperoxid beträufelt. Wenn sich eine grüne Verfärbung zeigt, weiß man, dass sich Eisen im Stuhl befindet, und damit wäre der Stuhltest positiv. Die grüne Färbung weist Eisen im Stuhl nach, und Eisen ist ein Bestandteil von Blut. Also zeigt der Test, dass es zu einer Blutbeimengung des Stuhls gekommen ist. Jetzt muss lediglich die Frage geklärt werden, woher das Eisen kommt.

Vor einigen Jahren habe ich auf einem Ärztekongress zu diesem Thema einen Vortrag gehalten. Zu Beginn dieses Vortrags stellte ich den Zuhörern – fast ausschließlich Ärzte der Chirurgie – folgende Frage: Wer von Ihnen würde sich bei Angehörigen und Freunden mit einem negativen Stuhltest auf Blut ruhig zurücklehnen? In der Tat zeigten einige auf. Am Ende meines Vortrags habe ich meine Frage wiederholt. Dieses Mal hob keiner mehr die Hand. Ich habe nämlich mit meinem Vortrag aufzeigen können, dass die Stuhltestung auf Blut längst überholt ist und eine falsche Sicherheit vermittelt. Der Nachweis von Blut im Stuhl ist wenig aussagekräftig, denn der Krebs blutet nicht kontinuierlich. Wenn der Test durchgeführt wird, während der Krebs nicht blutet, fällt er negativ aus, womit eine falsche Sicherheit entsteht. Darüber hinaus steigt die Wahrscheinlichkeit der Blutung mit der Größe des Krebses an. Somit ist es wahrscheinlich, dass dieser Test anfänglich kleine Tumore nicht anzeigt und erst bei sehr großen Tumoren positiv wird. Diese sind dann meistens nicht mehr nur durch eine Operation allein zu behandeln.

Kritisch anzumerken ist außerdem die Tatsache, dass eine positive Testung des Stuhls auf Blut unterschiedliche Ursachen haben kann. Im Grunde kann der Stuhltest bei jedem Menschen positiv sein, wenn er zum Beispiel viel Rote Bete oder viele Erdbeeren gegessen hat, weil diese Lebensmittel eisenhaltig sind. Auch bei Patienten, die wegen Blutarmut Eisentabletten nehmen müssen, wird der Stuhltest positiv ausfallen. Außerdem existieren neben dem Darmkrebs eine Reihe weiterer Ursachen (Polypen, Magengeschwüre, Darmentzündungen und so weiter), die zur Blutbeimengung im Stuhl führen können.

Bei aller Unsicherheit eines Tests auf Blut im Stuhl: Sie sollten einen positiven Test nicht einfach übergehen, sondern unverzüglich eine Darmspiegelung machen lassen. Wenn Sie schon einen Test machen und dieser anzeigt, dass mit einiger Wahrscheinlichkeit ein positiver Befund vorliegt, ist eine sichere Abklärung der nächste logische und notwendige Schritt.

Test auf Krebsmarker

Während der Stuhltest auf Blut meiner Meinung nach längst überholt ist, scheint die Stuhltestung auf genetische Krebsmarker eine gute Option zu sein. Die Umwandlung von normaler Darmschleimhaut über Polypen (Adenom) und die Fortentwicklung zum Darmkrebs geht mit bestimmten genetischen Veränderungen einher. Diese Veränderungen finden auf der Schleimhaut statt, sodass die Bestimmung solcher genetischen Marker im Stuhl auf die Entstehung oder das Vorhandensein von Krebs hinweisen kann.

Die genetische Stuhltestung wurde in den letzten Jahren ausgiebig geprüft und die Ergebnisse sind vielversprechend. Einige Experten gehen sogar davon aus, dass dieser Test der Darmspiegelung gleichzusetzen sein könnte. Ob dies tatsächlich der Fall ist, wird sich in der Zukunft zeigen. Erfreulicherweise werden ähnliche Testmethoden zunehmend auch in Deutschland eingesetzt. In den USA kommen diese Tests schon flächendeckend zum Einsatz.

Radiologische Untersuchungen

Als weitere Option der Darmkrebsvorsorge können radiologische Methoden eingesetzt werden. Dazu gehören heutzutage entweder die CT- oder MRT-Kolonografie. Damit kann nach einer Computertomografie oder Kernspintomografie des Bauchs der Darm am Bildschirm dargestellt und beurteilt werden. Dafür muss der Darm ähnlich wie bei der Darmspiegelung vorbereitet werden. Die CT-Untersuchung des Bauchs erfolgt nach Gabe von Kontrastmittel durch die Vene und durch Luft, die in den Darm gepumpt wird, damit sich dieser weitet. Anschließend wird mithilfe einer speziellen Software der Darm abgebildet, sodass die Darmlichtung abgefahren werden kann.

Auch zu dieser Methode wurde eine Studie von meinen Kollegen und mir publiziert, in der vor allem die Schwächen dieser Untersuchungsmethode herausgearbeitet wurden. Dazu zählt zunächst die Strahlenbelastung. Außerdem kann die Aussagekraft dieser Untersuchungsmethode bei unzureichender Vorbereitung deutlich eingeschränkt sein. Es ist nämlich unmöglich, Stuhlreste von Polypen oder sogar von Krebs zu unterscheiden. Außerdem werden kleine Polypen (unter 0,5 bis 1 Zentimeter) nicht erkannt.

Die radiologische Vorsorgeuntersuchung wird dann empfohlen, wenn der Patient aus irgendwelchen Gründen – wie zum Beispiel Angst – keine Darmspiegelung machen lassen möchte. Das ist meiner Meinung nach Kokolores, wenn man bedenkt, was das für Folgen haben kann. Und vor diesen Folgen sollte man definitiv viel mehr Angst haben als vor einer Darmspiegelung.

Ich hatte einen Patienten, der nach einer solchen CT-Untersuchung keine Darmspiegelung mehr machen lassen wollte. Also malte ich ihm ein Bild des Darms auf, zeichnete viele Punkte ein und fragte ihn, ob er mir sagen könne, um was es sich bei den Punkten handelt: um Stuhlbrocken, Polypen oder Krebs. Das hat er verstanden und eine Darmspiegelung durchführen lassen. In seinem Darm fand man zwei kleine Polypen, die entfernt wurden.

Am besten die sicherste Methode

Also: Bevor Sie sich möglicherweise für eine weniger zuverlässige Untersuchungsmethode bei einer Krankheit mit einer enormen Tragweite (Leben oder Tod) entschließen, sollten Sie sich noch einmal eingehender beraten lassen. Insbesondere bei Angstpatienten kann man die Darmspiegelung in Narkose durchführen. Ich bin zwar kein Angstpatient, aber ich selbst wollte bei meiner Darmspiegelung auch nicht »online« sein; und ich kann aus eigener Erfahrung sagen, dass es gar nicht schlimm ist. Ich habe zwar noch nicht das empfohlene Alter zur Vorsorge erreicht, aber nachdem ich Patienten in meinem Alter operiert habe und sie anschließend die Chemotherapie habe machen sehen, wollte ich meine erste Darmspiegelung etwas früher machen lassen. Es ist wahrscheinlich beruflich bedingt, dass man sich durch die permanente Konfrontation in der Gefahr sieht, dieses Krebsleiden selbst zu haben.

Darmkrebs ist in den allermeisten Fällen vermeidbar! Unbedingt notwendig ist, dass Sie sich regelmäßig zur Vorsorgeuntersuchung begeben und die möglichst sicherste Untersuchungsmethode wählen: die Darmspiegelung. Denn damit lässt sich sofort die Adenom-Karzinom-Sequenz unterbrechen – indem die Polypen (Adenome) entfernt werden. Auch und gerade hier ist Prävention (Vorsorge) die beste Therapie.

Proktologische Beschwerden in der Schwangerschaft

Die Schwangerschaft ist ein Wunder der Natur, allerdings manchmal mit lästigen, mitunter sogar üblen Begleiterscheinungen. Auf die Beteiligten kommen in der Schwangerschaft jedenfalls einige Veränderungen zu. Für mich persönlich war das »Vaterwerden« die schönste Veränderung in meinem Leben. Die Schwangerschaftsreise war auch für mich eine Erkenntnis- und Erlebnisreise – das galt aber natürlich besonders für meine Frau.

Als Student der Medizin hatte ich gelernt, dass Erbrechen grundsätzlich nichts Gutes bedeutet. Als sich meine Frau in der frühen Schwangerschaftsphase quasi am laufenden Band übergeben musste, wurde ich jedoch mit einer für mich gänzlich neuen klinischen Bedeutung des Erbrechens bekannt gemacht: Bei einem Telefonat mit meiner Mutter, in dem ich ihr die gute Nachricht der Schwangerschaft meiner Frau überbrachte, erfuhr ich zu meiner Erleichterung, dass das Erbrechen auf eine gelungene Empfängnis hindeutet. Diese Einschätzung wurde übrigens von meinen Kollegen der Gynäkologie und der Geburtshilfe bestätigt. Diese unangenehme Begleiterscheinung ließ sich erfreulicherweise mit Reisekaugummi und Infusionen in den Griff bekommen. Nach der 12. Schwangerschaftswoche schien dann alles überstanden zu sein.

Von wegen. Kaum war die Phase des Erbrechens vorbei, setzten bei meiner Frau Stimmungsschwankungen ein. Dieses Mal war ich jedoch vorbereitet und wusste, dass dies ein ganz normaler hormoneller Prozess während der Schwangerschaft ist. Immer wenn also eine unangenehme Stimmungsschwankung anklopfte, zog ich meinen imaginären Arztkittel an und überzeugte meine Frau mit beruhigender Stimme, dass das nur die Hormone sind. Mit denen sollte sich nämlich der Proktologe auskennen, denn sie spielen auch in seinem Fachbereich eine wichtige Rolle.

Sie sehen also, dass die Veränderungen während einer Schwangerschaft zum Teil mit gesundheitlichen Beschwerden einhergehen können. Im Fachbereich der Proktologie sind hier vor allem die Obstipation, also die Verstopfung, das Hämorrhoidalleiden, die perianale Venenthrombose und Kontinenzbeschwerden nach der Geburt zu nennen.

Verstopfung in der Schwangerschaft

Auf den ersten Blick mag es seltsam klingen, aber ein Schwangerschaftshormon kann tatsächlich verantwortlich sein für eine Verstopfung. Aber lassen Sie mich den Zusammenhang erklären.

Hormone sind biochemische Substanzen, die im Körper als Botenstoffe funktionieren. Diese Botenstoffe werden von spezialisierten Zellen gebildet, gelangen über den Blutkreislauf an spezifische »Empfangsstellen«, die sogenannten Zellrezeptoren, und beeinflussen oder kontrollieren einzelne Körperfunktionen. Ein bekanntes Beispiel für ein Hormon ist das Insulin. Dieses Hormon wird in der Bauchspeicheldrüse gebildet, gelangt dann übers Blut zur Muskulatur und reguliert dort die Aufnahme von Zucker in die Zelle. Die Zuckerkrankheit (Diabetes) entsteht entweder dadurch, dass das Hormon (Insulin) zu wenig oder gar nicht mehr von der Bauchspeicheldrüse hergestellt wird (Typ-1-Diabetes) oder weil die Funktion des Hormons (Insulin) durch Defekte der Rezeptoren auf der Muskulatur gestört ist (Typ-2-Diabetes).

Hormone lassen sich in verschiedene Gruppen einteilen. Eine davon ist die Gruppe der Geschlechtshormone. Bei Frauen sind hier zwei Hormongruppen von großer Bedeutung: die Östrogene und Progesterone. Beim Mann steht das Testosteron im Vordergrund.

Das Zusammenspiel der Hormone

Das Östrogen (es wird übrigens aus dem männlichen Hormon, dem Testosteron, gebildet) ist das wichtigste weibliche Geschlechtshormon. Es wird überwiegend im Eierstock zu Beginn des Menstruationszyklus produziert und hat als Hauptaufgabe, die optimalen Voraussetzungen für eine erfolgreiche Befruchtung zu schaffen. Es ist also für die Reifung von befruchtungsfähigen Eizellen, den Aufbau und die Optimierung einer gut durchbluteten Gebärmutterschleimhaut und die Eröffnung des Muttermundes zuständig, sodass die Spermien eindringen können. Auch eine Frau »fruchtbar und einladend« erscheinen zu lassen, liegt im Wirkungsbereich dieses Hormons.

Das zweite Hormon, Progesteron, wird später im Menstruationszyklus und zunächst nur für einen kurzen Zeitraum von dem sogenannten Gelbkörper (der während eines Eisprungs der Eizelle entsteht) produziert. Bei erfolgreicher Schwangerschaft übernimmt die Plazenta die Produktion des Progesterons. Das Progesteron stimuliert den Aufbau der Gebärmutterschleimhaut und ermöglicht damit eine erfolgreiche Einbettung der befruchteten Eizelle. Gleichzeitig verhindert es die Heranreifung von weiteren Eizellen. Kommt es jedoch nicht zur Befruchtung einer Eizelle, bleibt die weitere Produktion des Progesterons aus und die aufgebaute Gebärmutterschleimhaut wird abgestoßen und geht als Monatsblutung (Menstruation) ab.

Kurz gesagt: das Hormon Östrogen sorgt dafür, dass eine Schwangerschaft zustande kommt, während das Hormon Progesteron für die Aufrechterhaltung der Schwangerschaft zuständig ist.

Bei erfolgreicher Schwangerschaft muss sich die Gebärmutter vergrößern, um das wachsende Kind beherbergen zu können.

Progesteron führt zur Erschlaffung der glatten Muskulatur. Das Hormon sorgt damit für die Vergrößerung der Gebärmutter, die aus glatter Muskulatur besteht.

Reduzierte Darmtätigkeit durch Progesteron

Ähnlich wie die Gebärmutter besteht die Wand des Magens und des Darms zum Teil ebenfalls aus glatter Muskulatur. Das im Blut befindliche Progesteron entfaltet ungewollt seine Wirkung auch auf andere glatten Muskelgruppen, insbesondere auf die im Magen-Darm-Trakt.

So entsteht der in der Schwangerschaft häufig beobachtete Reflux, auch als Sodbrennen bezeichnet, als Folge der Erschlaffung glatter Muskulatur im Bereich des Magens. Er wird zudem begünstigt durch den Druck der wachsenden Gebärmutter auf den Magen. Gehen wir im Bereich des Magen-Darm-Trakts weiter nach unten, kommen wir zum Dünndarm und zum Dickdarm. Und nähern uns somit dem proktologischen Bereich. Hier kommt es in der Schwangerschaft nicht selten zu einer Verstopfung. Der prozentuale Anteil der nicht schwangeren Erwachsenen mit Verstopfungsbeschwerden liegt bei 20 bis 30 Prozent; diese Zahl liegt bei Schwangeren zwei- bis dreifach höher.

Die Ursache ist im Progesteron zu finden: Auch hier entfaltet es seine Wirkung und führt zu einer Erschlaffung der glatten Muskulatur des Dickdarms, was mit einer Verlangsamung der Darmtätigkeit (der Peristaltik) einhergeht. Deshalb verbleibt der Darminhalt länger im Darm. Wie bereits im Kapitel »Analfissur – ein schmerzhafter Riss« beschrieben, wird durch die längere Verweildauer dem Darminhalt mehr Flüssigkeit entzogen, sodass schlussendlich ein sehr fester Stuhl entsteht und die Entleerung erschwert wird.

Behandlung

Die Therapie der Obstipation in der Schwangerschaft sollte grundsätzlich konservativ erfolgen, also ohne irgendwelche eingreifenden Maßnahmen. Ich kläre die Ratsuchenden zunächst über die Situation auf. Vor allem darüber, dass sich die Verstopfung mit herkömmlichen Mitteln ganz ohne Medikamente gut kontrollieren lässt.

Reichlich Flüssigkeitszufuhr, viel Obst und Gemüse, ballaststoffreiche und faserreiche Ernährung stehen hier im Vordergrund. Ballaststoffe und Fasern binden die Flüssigkeit innerhalb des Stuhls, sodass auch bei langsamer Wanderung der Stuhl nicht zu hart wird. Bei hartnäckiger Verstopfung kann es sinnvoll sein, die Verwendung von Abführhilfen, insbesondere Einläufe, zu verschreiben. Orale Abführmittel sollten nur sehr eingeschränkt zum Einsatz kommen.

Verstopfung ist eine häufige koloproktologische Störung in der Schwangerschaft. Ursache dafür ist in der Regel die hormonelle Einwirkung von Progesteron auf die glatte Muskulatur des Magen-Darm-Trakts. Diese Störung lässt sich ohne Medikamenteneinsatz beherrschen. Und ein ganz wichtiger und beruhigender Aspekt ist, dass sich die Darmtätigkeit nach Beendigung der Schwangerschaft naturgemäß wieder normalisiert.

Es gibt aber auch Krankheitsbilder, die mit einer Verstopfung einhergehen und verstärkt in Schwangerschaften auftreten können. Hier ist insbesondere die Schilddrüsenunterfunktion (die Hypothyreose), die auch häufig in der Schwangerschaft auftritt, zu berücksichtigen. Ferner können Elektrolytstörungen – also eine Abweichung der im Blut vorkommenden Elektrolyte wie Kalzium, Chlorid, Kalium, Magnesium, Natrium oder Phosphat – eine Verstopfung begünstigen. In diesen Fällen gehört die Korrektur des Hormonhaushaltes mit

Schilddrüsenmedikamenten beziehungsweise der Ausgleich der Elektrolyte zum Behandlungskonzept. Auch spezifische Grunderkrankungen wie Morbus Crohn sollten unter Einbeziehung der entsprechenden Experten als mögliche Ursache der Verstopfung berücksichtigt werden.

Hämorrhoidalleiden in der Schwangerschaft

Bei fortgeschrittener Schwangerschaft kann man dem Bauch in der Regel beim Wachsen zuschauen. Das Kind wird größer, die einzelnen Körperstrukturen im Ultraschallbild sind immer deutlicher zu erkennen. Manche Frauen oder werdende Eltern gehen in spezialisierte Praxen und lässt beziehungsweise lassen sich ein 3-D-Bild vom Kind anfertigen. Bei uns hatte ich sofort erkannt, dass unser Kind »meine Nase bekommen« wird.

Allerdings können sich mit dem Wachstum des Kindes für die werdende Mutter bestimmte proktologische Probleme anbahnen. Dazu zählt insbesondere das Hämorrhoidalleiden.

Wie kommt es dazu?

Dazu gibt es verschiedene Erklärungen: Zunächst müssen wir dafür auf die oben genannte Problematik mit der Verstopfung zurückkommen. Um den harten Stuhlgang loszuwerden, muss die Betroffene stark pressen. Das begünstigt die Entstehung und sogar das Herausfallen von Hämorrhoiden, was im Kapitel »Hämorrhoiden – geschwollene Gefäßkissen« genauer beschrieben wurde.

Ein weiterer Aspekt ist, dass die Druckbelastung auf den Beckenboden ansteigt. Dies entsteht durch das wachsende Kind und die sich vergrößernde Gebärmutter, wodurch der Platz im Becken knapp wird. Dadurch wird das Abfließen von Blut aus dem hämorrhoidalen Gewebe teilweise verhindert. Hinzu kommt, dass unter der Einwirkung von Progesteron (das schwangerschaftsbedingt in höherer Konzentration vorhandene Hormon, das zur Erschlaffung der glatten Muskulatur führt) auf die glatte Muskulatur die Durchblutung der hämorrhoidalen Gefäße zunimmt.

Das alles kann bei einer Schwangeren zu einem mehr oder weniger starken Hämorrhoidalleiden führen. Die harmloseste Ausprägung entsteht, wenn sie denn auftritt, bei Erstgebärenden jungen Alters ohne vorheriges Hämorrhoidalleiden. Bei Frauen mit bereits bestehenden Hämorrhoiden wird das Leiden in der Schwangerschaft meistens schlimmer. Schwangere, die in der vorangegangenen Schwangerschaft Hämorrhoiden hatten, werden mit sehr hoher Wahrscheinlichkeit bei zukünftigen Schwangerschaften erneut und noch ausgeprägtere Hämorrhoiden entwickeln. Aus diesem Grund ist es aus proktologischer Sicht ratsam, ein bestehendes Hämorrhoidalleiden vor der Schwangerschaft oder zwischen den Schwangerschaften versorgen zu lassen.

Untersuchung und Diagnosestellung

Hämorrhoiden in der Schwangerschaft lassen sich genau wie Hämorrhoiden bei nicht schwangeren Personen in vier Schweregrade einteilen (siehe Kapitel »Hämorrhoiden – geschwollene Gefäßkissen«). Meist treten in der Schwangerschaft Grad-I- oder Grad-II-Hämorrhoiden auf. Bei älteren Patientinnen oder bei Patientinnen mit vorbestehendem Hämorrhoidalleiden können es allerdings auch höhere Schweregrade sein.

Klinisch machen sich die Hämorrhoiden mit (Schmier-)Blutungen, Schmerzen, Jucken und in manchen Fällen durch einen

Prolaps bemerkbar. Insbesondere bei Schmierblutungen sind weitere Untersuchungen geboten. Hier muss dringend eine geburtshilfliche Abklärung erfolgen und eine vaginale Ursache zunächst ausgeschlossen werden.

Die Diagnostik des Hämorrhoidalleidens in der Schwangerschaft erfolgt nach den üblichen proktologischen Standards. In den fortgeschrittenen Schwangerschaftswochen führe ich die proktologische Untersuchung in der Linksseitenlage auf einer Liege durch. Hierdurch wird verhindert, dass bei einer eventuell länger andauernden Untersuchung Druck auf die untere Hohlvene (Vena cava inferior) ausgeübt wird, denn das könnte eine Kreislaufstörung bei der Patientin verursachen, das sogenannte Vena-cava-Kompressionssyndrom. Danach erfolgt die proktologische Untersuchung fast wie bei nicht schwangeren Patienten, also zuerst die »kleine Hafenrundfahrt« und dann eine Enddarmspiegelung.

Behandlung

Handelt es sich um Grad I bis Grad III des Hämorrhoidalleidens, sollte, wo immer therapeutisch möglich, eine konservative Behandlung angestrebt werden. Eine Verstopfung sollte unbedingt vermieden werden. Also an dieser Stelle noch mal der Hinweis auf die Wichtigkeit häufiger Flüssigkeitszufuhr und einer faserreichen, ballaststoffreichen Ernährung. Ergänzend sollten die Symptome vorzugsweise lokal mit Salben und Cremes behandelt werden. Blutende Hämorrhoiden kann man veröden oder mit der sogenannten Gummibandligatur versorgen (beides wird im Kapitel »Hämorrhoiden – geschwollene Gefäßkissen « beschrieben).

Größere, herausfallende Hämorrhoiden – also insbesondere Grad-IV-Hämorrhoiden – lässt man am besten entfernen. Hierbei ist jedoch zu beachten, dass der günstigste Zeitpunkt für eine Operation im zweiten Trimester der Schwangerschaft liegt. Im ersten Trimester besteht das Risiko eines Spontanaborts, also einer Fehlgeburt, im dritten Trimester ist das Risiko, dass durch eine Operation Wehen ausgelöst werden und es damit zu einer Frühgeburt kommt, hoch. Operationsbedingte Störungen der Schwangerschaft sind also im zweiten Schwangerschaftsdrittel am wenigsten wahrscheinlich.

Der richtige Zeitpunkte, das beste Verfahren

Obwohl ich das Stapler-Verfahren (Hämorrhoidopexie, siehe Seite 48) für die Versorgung von Hämorrhoiden favorisiere, rate ich meinen Patientinnen von diesem Verfahren in der Schwangerschaft ab. Mit dieser Operation wird ein Teil der Mastdarmschleimhaut entfernt, und im ungünstigen Fall kann es zu einer Entzündung mit Beteiligung des Beckenbodens kommen. Das kann mit einem Verlust der Schwangerschaft einhergehen. Bei einer Hämorrhoidenoperation in der Schwangerschaft sollte meines Erachtens der herausfallende Hämorrhoidalknoten mittels einer Resektion, also einer Entfernung durch Herausschneiden, erfolgen. Obwohl dieser Eingriff in örtlicher Betäubung möglich ist, halte ich eine regionale Anästhesie, zum Beispiel eine Rückenmarksnarkose, für eine bessere Option.

Vor einigen Jahren stellte sich mir eine in der 24. Schwangerschaftswoche befindliche Patientin mit prolabierendem Hämorrhoidalknoten vor. Der Hämorrhoidalknoten ließ sich nicht mehr in den Po zurückschieben (also Grad IV), sodass eine operative Entfernung notwendig war. Ich klärte die Patientin wie immer auf, wobei ich auf die verschiedenen Betäubungsvarianten hinwies. Die Patientin hatte hinsichtlich einer Allgemeinnarkose (Vollnarkose) bedenken. Auch der Spinalanästhesie

(Rückenmarksnarkose) stand sie sehr zurückhaltend gegenüber. Die Operation sollte also in örtlicher Betäubung durchgeführt werden. Allerdings zeigte sich am Operationstag schnell, dass diese Option keine gute Wahl war. Die Operation musste nämlich, trotz ausgiebiger örtlicher Betäubung, sehr schnell wieder abgebrochen werden, da die Patientin noch zu starke Schmerzen verspürte. Das war für die Patientin ein traumatisierendes Erlebnis, was mich sehr betroffen gemacht hat. Seitdem rate ich meinen Patienten von Eingriffen im proktologischen Bereich unter örtlicher Betäubung dringend ab.

Die postoperative Nachsorge erfolgt wie bei Nichtschwangeren: Ausduschen der Wunde. Für diesen Zweck eignet sich zum Beispiel die Po-Dusche, die ich hierfür besonders empfehle. Die Konsistenz des Stuhls sollte mit angepasster Ernährung möglichst weich gehalten werden. Nach der Schwangerschaft sollte unbedingt eine Kontrolle beim Proktologen erfolgen.

Das Hämorrhoidalleiden stellt in der Schwangerschaft ein häufiges proktologisches Krankheitsbild dar – es lässt sich in den meisten Fällen zum Glück jedoch ohne einen chirurgischen Eingriff kontrollieren. Muss operiert werden, ist das zweite Trimester der sicherste Zeitpunkt für eine Operation. Wenn möglich, sollte eine Operation aber erst nach der Schwangerschaft erfolgen.

Perianale Venenthrombose

Ähnlich wie das Hämorrhoidalleiden kommt auch die perianale Venenthrombose in der Schwangerschaft nicht selten vor. Wie auf Seite 84 beschrieben, entsteht eine perianale Venenthrombose meistens aufgrund von erhöhtem Druck in den Venen rund um den Po-Ausgang. Die Schwangerschaft leistet der Entstehung einer perianalen Venenthrombose Vorschub, da die Venen im Bereich des Po-Ausgangs unter enormem Druck stehen. Der Druck steigt umso mehr, je größer die Gebärmutter wird.

Dazu kommt eine weitere Steigerung des Venendruckes bei Verstopfung. Dadurch staut sich das Blut in den Venen, was die Entstehung von Blutgerinnseln (Thrombus) begünstigt.

Diagnose und Behandlung

Im Unterschied zu Hämorrhoiden liegen perianale Venenthrombosen immer nur im äußeren Bereich des Anus. Die Betroffene bemerkt meistens eine Schwellung, die mit heftigen Schmerzen verbunden ist. Manchmal findet man sogar Blut im Stuhl oder auf dem Toilettenpapier. Für die Diagnosestellung reicht dem Proktologen ein kurzer Blick.

Die Behandlung der perianalen Venenthrombose zielt auf die Beseitigung der Symptome ab. Hierzu gehören abschwellende Maßnahmen mit entsprechenden Salben, lokale Kühlung, Schmerztherapie und Maßnahmen zum Weichhalten des Stuhls.

Für mich ist eine ordentliche Aufklärung der Patientin der wichtigste Bestandteil der Therapie. Wenn die Patientin verstanden hat, dass es sich bei dieser Thrombose um nichts Gefährliches handelt, wird sie sich schnell beruhigen. Ich erkläre meinen Patientinnen, wie es dazu gekommen ist und warum es so wehtut. Letztendlich handelt es sich um einen Druckschmerz, der durch das angeschwollene Gewebe ausgelöst wird. Sobald das Maximum der Schwellung erreicht ist, wird der Schmerz langsam zurückgehen. Nach der Abheilung kann in der Folge eine Mariske entstehen (siehe Seite 85). Von einer Inzision, das heißt dem Einschneiden der perianalen Venenthrombose unter örtlicher Betäubung mit anschließendem Ausräumen oder Herausquetschen des Gerinnsels, halte ich wenig. Zum einen habe ich keine gute Erfahrung damit gemacht und ja bereits geschildert, dass es schwierig ist, diesen Bereich örtlich zu betäuben, sodass die

Patientin schmerzfrei ist, zum anderen kann man bei dieser Herangehensweise schon direkt beim Eingriff beobachten, dass sich ein neues Gerinnsel bildet, das wiederum zu einer erneuten perianalen Venenthrombose führt. Grundsätzlich halte ich insbesondere in der Schwangerschaft die Aufrechterhaltung einer intakten und unversehrten Haut im Po-Bereich für einen sehr wichtigen Punkt.

Dammriss

Die Geburt des Kindes rundet das lang ersehnte Warten der Schwangerschaftszeit ab. Nachdem die Gefühle neun Monate Achterbahn gefahren sind, ist es schließlich so weit: Ein neues Leben erblickt das Licht der Welt. Das Ereignis der Geburt war für mich als werdender Vater eine sehr zwiespältige Situation, da sie in unserem Fall sehr langwierig war. Während ich mich auf der einen Seite sehr auf unser Kind freute, zerriss es mir doch fast das Herz, als ich miterlebte, welche Schmerzen meine Frau in diesem Prozess über sich ergehen lassen musste. Dank der ausgezeichneten Unterstützung der sehr zugewandten und erfahrenen Hebamme ging aber alles sehr gut. Die Freude, als das Kind endlich geboren war, war überwältigend.

Als ich den Oberarzt und die Hebamme über einen »Dammriss« reden hörte, war meine Aufmerksamkeit geweckt und ich konnte nicht anders: Ich musste mit aufmerksamem Blick über die Schulter des Kollegen beobachten, wie er den Darmriss bei meiner Frau versorgte. Zum Glück hatte ich keinen Grund zur Kritik und war zuversichtlich, dass meine Frau keine Folgebeschwerden davontragen würde.

Der Dammriss stellt eine Verletzung während des Geburtsvorgangs dar, die, bei entsprechender Ausdehnung, auch in den

Behandlungsbereich der Proktologie fällt. Damit bezeichnet man das Einreißen des Damms (das ist der Bereich zwischen Vagina und Anus) während der Geburt. Dieser Riss kann aufgrund der starken Dehnung, die beim Durchtritt des Kopfs oder anderer Körperbereiche des Kindes (insbesondere auch der Schultern) entsteht, auftreten.

Während der Dammriss traumatisch, also ohne Fremdeinwirkung, entsteht, kann bei der Geburt auch ein sogenannter Dammschnitt durch die Geburtshelfer vorgenommen werden. Dadurch wird die Geburt des Kindes erleichtert.

Der Dammriss lässt sich in vier Schweregrade einteilen:

- Grad I beschreibt lediglich das Einreißen der Haut und des Unterhautgewebes, ohne dass die Muskulatur davon betroffen ist.
- Grad II beinhaltet das Einreißen der Haut und des Dammmuskels bis zum äußeren Schließmuskel.
- Grad III geht mit einer Beteiligung des äußeren Schließmuskels einher.
- Grad IV betrifft zusätzlich die Darmwand.

Diagnose, Behandlung und Nachsorge

Ein Dammriss wird in aller Regel unmittelbar nach der Geburt offensichtlich. Um das Ausmaß des Risses festzustellen, muss neben der aufmerksamen Begutachtung eine sorgfältige Abtastung durch den Anus und durch die Scheide stattfinden. Ab einem Dammriss zweiten Grades sollte ein Facharzt für Frauenheilkunde und Geburtshilfe oder ein Proktologe hinzugezogen werden.

Rissverletzungen der Grade I und II werden unmittelbar nach der Geburt noch im Kreißsaal durch einen schichtgerechten Verschluss der Wunde versorgt. Risse der Grade III und IV sollten unmittelbar nach der Entbindung von einem kundigen Arzt in einem Operationssaal versorgt werden. Diese Operation kann entweder in Regionalanästhesie oder in einer Allgemeinnarkose, also einer Vollnarkose, erfolgen, da für eine optimale Versorgung der Schließmuskel maximal entspannt sein muss, was nur dann der Fall ist, wenn die Patientin keinerlei Schmerzen empfindet. Die Operation sollte nicht länger als zwölf Stunden nachdem der Dammriss festgestellt wurde stattfinden. Bis zur Durchführung der Operation schützt die Gabe von Antibiotika vor einer Wundinfektion.

Im Rahmen der Operation bei Grad-IV-Rissen wird zunächst die Verletzung des Darms und anschließend die Verletzung des Schließmuskels versorgt. Meiner Auffassung nach sollte die Versorgung von Rissen der Gradstufen III und IV interdisziplinär, also von Ärzten beider Fachgebiete, in diesem Fall von einem Gynäkologen und einem Proktologen, vorgenommen werden. Die Fachrichtungen ergänzen sich gegenseitig und die Patientinnen profitieren vom interdisziplinären Austausch. Die ordnungsgemäße Versorgung des Dammrisses mit Beteiligung des Schließmuskels bei Dammrissen Grad III und Grad IV ist für die zukünftige Schließmuskelfunktion von entscheidender Bedeutung, denn bei nicht ausreichend fachgerechter Versorgung droht eine Inkontinenz.

Die Nachsorge erfolgt im Wochenbett. Die Einnahme von Antibiotika nach diesem operativen Eingriff ist nicht notwendig und wird auch nicht empfohlen, da es keine hinreichenden Anzeichen dafür gibt, dass Antibiotika die Heilung positiv beeinflussen.

Ich empfehle stets, den Stuhl für mindestens zwei Wochen weich zu halten, denn ein harter Stuhlgang und starkes Pressen könnten dazu führen, dass die Nähte reißen. Hier wieder mein Hinweis, insbesondere auf eine ballaststoff- und faserreiche Ernährung zu achten.

Die Wundheilung erfolgt in der Regel ohne Komplikationen, wobei das Risiko für eine Entzündung der Wunde bei Rauchern und bei stark übergewichtigen Patientinnen deutlich erhöht ist.

Grundsätzlich kläre ich alle Patientinnen darüber auf, dass trotz guter Versorgung Kontinenzstörungen auftreten können. Das betrifft vor allem Patentinnen im fortgeschritteneren Alter, da mit den Jahren die Muskelkraft nachlässt. Darüber hinaus weist eine narbig verheilte Schließmuskulatur selten die gleiche Kraft auf wie eine unverletzte Muskulatur. Langfristig können also – trotz guter operativer Versorgung – durchaus Winde und selten flüssige Stühle unkontrolliert abgehen. Insbesondere dann, aber auch unabhängig davon, ist Beckenbodengymnastik grundsätzlich empfehlenswert. Aber Achtung: Nach dem Eingriff ist eine Schonung des Beckenbodens für mindestens sechs Wochen angesagt. Die normale Belastung des Beckenbodens und eine gezielte Beckenbodengymnastik sollten nach etwa drei Monaten wieder möglich sein; am besten klärt jede Frau das in einer Abschlusskontrolle mit ihrem Arzt beziehungsweise ihrer Ärztin.

An dieser Stelle möchte ich auf die wertvolle Arbeit der Hebammen hinweisen, die sie bei der Förderung der Rückbildung und Wiederherstellung des Ausgangsstatus der Organe nach der Schwangerschaft leisten. Ich spreche hier von der Rückbildungsgymnastik, die ich jeder Schwangeren nach der Entbindung wärmstens empfehle.

Die Scheu vor dem Proktologen

Fragen und Antworten

Nach den zahlreichen Kapiteln in diesem Buch haben Sie einen Eindruck davon bekommen, wie vielseitig die proktologische Arbeit ist. Gleichzeitig bedeutet das, dass es eine Vielzahl von Beschwerden rund um den Po gibt – und dass ein erheblicher Teil der Bevölkerung an proktologischen Krankheiten leidet. Die meisten dieser Beschwerden wären leicht zu behandeln, aber nur ein kleiner Teil der Betroffenen begibt sich rechtzeitig in ärztliche Behandlung. Woran liegt das? Die Kernfrage lautet: »Was hindert einen Menschen, der an einem proktologischen Krankheitsbild leidet, daran, ärztliche Hilfe aufzusuchen?«

Eine Internet-Umfrage

Das wurde in meinem engeren Freundeskreis thematisiert, und auf der Suche nach Antworten entstand der Vorschlag, eine Umfrage zu diesem Thema im Internet durchführen zu lassen. Dieser Vorschlag war brillant. Da das »Schamgefühl« ein zentrales Hindernis darzustellen scheint, hat uns die Anonymität der Internet-Umfrage eine größere Antwortquote beschert.

Die Befragung wurde bewusst kurz gehalten, damit keine Langweile bei den Teilnehmern entsteht. Sie kann und will keinen wissenschaftlichen Kriterien gerecht werden. Dennoch konnten wichtige und zum Teil, zumindest für mich, neue Erkenntnisse gewonnen werden.

Die in dieser Umfrage geäußerten Gedanken, Befürchtungen, Fragen möchte ich hier nun veröffentlichen und zum Teil direkt beantworten. Ich hoffe, damit vielen – und vielleicht auch Ihnen – Sorgen und Ängste nehmen und Sie dazu ermutigen zu können, sich bei entsprechenden Beschwerden in ärztliche Behandlung zu begeben.

Hemmungen, zum Proktologen zu gehen

Die Teilnehmer der Umfrage wurden zunächst befragt, wie hoch ihr Schamgefühl war, einen Proktologen aufzusuchen, oder, falls noch nicht geschehen, mit einem proktologischen Problem zum Arzt gehen zu müssen. Die Teilnehmer konnten hier auswählen zwischen »gar nicht«, »etwas«, »stark«, »sehr stark« bis hin zu »wegen des Schamgefühls unmöglich, einen Arzt mit dem Problem aufzusuchen«:

gar nicht (1)	etwas (2)	stark (3)	sehr stark (4)	ein Arztbesuch war/ist mir wegen meines Schamgefühls nicht möglich (5)

Die meisten gaben an, »etwas« Schamgefühl gehabt zu haben beziehungsweise zu haben. Einige beschrieben das Schamgefühl als »stark« und andere als »sehr stark«. »Gar nicht« wurde von den wenigsten angegeben. Keiner gab an, dass ein Arztbesuch »aufgrund des Schamgefühls nicht möglich« gewesen sei.

Gründe für das Schamgefühl

Im Anschluss an die Eingangsfrage konnten die Teilnehmer auf ihre Einschätzung die Begründung dazu schreiben. Dazu wurde folgende Frage gestellt:

»Was, meinen Sie, löst dieses Schamgefühl in Ihnen aus? Also was ist der Grund für Ihr Schamgefühl?«

Aus den Antworten zu dieser Frage zeigten sich fünf Hauptaspekte: Intimität, Ekelfaktor, Schamgefühl, Datenschutz und Sauberkeit/Körpergeruch. Zu diesen fünf Aspekten, die sich teilweise überschneiden, nehme ich hier zusammengefasst Stellung.

Intimität

Viele Leute haben die Intimität der betroffenen Körperregion als Grund, nicht zum Proktologen gehen zu wollen, aufgeführt. Über diese Antwort bin ich nicht sehr überrascht, denn es liegt nicht in der Natur des Menschen, sich vor einem Fremden zu entblößen. Der Proktologe ist ein Arzt wie ein Internist oder ein HNO-Arzt. Jeder Arzt geht behutsam mit seinen Patienten um. Das tut der Proktologe auch. Genauso wie der Internist die Lunge abhorcht oder der HNO-Arzt in das Ohr schaut, behandelt der Proktologe den Po. Jeden Menschen mit Po-Beschwerden muss man genauso wichtig nehmen wie einen Menschen mit Bauchschmerzen oder sonstigen Krankheiten, der auf eine ärztliche Behandlung angewiesen ist. Mein Tipp bei Po-Beschwerden ist einfach: Denken Sie an ein krankes Organ, das Hilfe braucht. Ihr Proktologe weiß über Ihre Intimiätssorgen Bescheid und wird sein Möglichstes tun, damit Sie sich geschützt fühlen (siehe auch Kapitel »Die Proktologie«, Seite 17).

Ekelfaktor

Der Punkt »Ekelfaktor« betraf hier den eigenen Körper sowohl aus Patientensicht als auch aus Sicht des Arztes. In Bezug auf das Ekelgefühl gegen sich selbst kann schwierig von außen etwas unternommen werden. Allerdings kann eine erfolgreiche Behandlung dazu führen, dass das, was man selbst als eklig empfunden hat, nicht mehr vorhanden ist und damit das Ekelgefühl gegen sich selbst verschwindet.

In Bezug auf den Arzt muss man sagen, dass natürlich der Proktologe auch nur ein Mensch ist. Das bedeutet, dass es durchaus ekelhafte Situationen im Laufe des Berufslebens geben kann. Das kommt nach meiner bisherigen Erfahrung jedoch selten vor. Man wird nicht gezwungen, Proktologe zu sein. Diese Berufswahl wird bewusst getroffen; das bedeutet, der proktologisch tätige Arzt weiß genau, was ihn erwartet. Ein guter Vergleich ist vielleicht der Zahnarzt. Man weiß, dass man es als Zahnarzt mit Zähnen zu tun haben wird. Also wird man nicht Zahnarzt, wenn man sich vor fremden Zähnen ekelt. Und so ist es auch beim Proktologen.

Schamgefühl

Dass man nicht gern über Po-Probleme redet, kam des Öfteren in den Antworten vor. Mit dem Schamgefühl ist es wie mit der Intimitätsproblematik. Dass man das auch im Freundeskreis nicht unbedingt ansprechen möchte, halte ich für nachvollziehbar. Auf der anderen Seite möchte ich jeden Betroffenen dazu ermutigen, unbedingt mit seinem Arzt oder Proktologen zu reden. Im geschützten Bereich der ärztlichen Konsultation können Sie offen über Ihre Sorgen, Ängste und Probleme sprechen. Po-Probleme sind für den Proktologen kein Tabu, sondern seine Hauptbeschäftigung. Also mit dem Proktologen haben Sie jemanden, der sich beruflich mit Ihren diesbezüglichen Tabus auseinandersetzt.

Datenschutz

Obwohl dieser Aspekt nur in einer Antwort aufgeworfen wurde, möchte ich trotzdem darauf eingehen. Der Datenschutz nimmt heute eine zentrale Rolle beim Umgang mit Menschen ein. Ärzte und ärztliches Personal stehen unter der Schweigepflicht. Das gilt nicht nur im Hinblick auf Diagnosen, sondern für alles, was mit jedem einzelnen Patienten zu tun hat. Ihr Proktologe geht genauso sorgsam mit Ihren Daten um wie Ihr Hausarzt.

Sauberkeit und Körpergeruch

Hier sollten Sie wissen, dass jeder Mensch einen Körpergeruch hat, und das ist auch gut so. Der körpereigene Geruch soll sogar bei der Partnersuche eine wichtige Rolle spielen. Wenn das jedoch in Bezug auf die proktologische Untersuchung als problematisch angesprochen wird, dann kann ich einfach sagen, dass diese Gedanken wirklich unnötig sind. Denn wie im Kapitel »Die Proktologie« beschrieben, erhält jeder Patient vor der proktologischen Untersuchung einen Einlauf, damit der Darm entleert wird. Ein leerer Darm riecht nicht. Das gilt auch für die Sorge des unkontrollierten Pupsens während der Untersuchung. Wenn der Darminhalt nach dem Einlauf rausgeht, geht die Luft auch mit ab. Wenn man während der Untersuchung pupst, liegt das an der Luft, die vom Proktologen in den Darm gepumpt wurde, und das weiß dann auch der Proktologe, dass dies die Luft ist, die er selbst hineingepumpt hat. Aus meiner Erfahrung kann ich nur sagen, dass ich noch nie einen unangenehmen Körpergeruch bei einer proktologischen Untersuchung wahrgenommen habe, und bei mir hat auch noch nie ein Patient gepupst.

Jetzt möchte ich noch auf einen bestimmten Aspekt eingehen. Ein Teilnehmer hat geschrieben: »Dass ein anderer Mensch das dann im Kopf hat.«

Ich tendiere dazu, problematische Situationen als Herausforderungen im Kopf zu behalten, bis eine Lösung gefunden wird. Das bedeutet, wenn ein Patient sich mir anvertraut und ich nicht auf Anhieb die Lösung für sein Problem finden kann, trage ich das Problem in meinem Kopf mit mir herum. Ich nehme also die Herausforderung an. Was mache ich damit? Ich suche nach Antworten. Ich bespreche den Fall mit Kollegen, ohne die Identität des Patienten preiszugeben. Ich hole Rat, Vorschläge ein. Ich durchsuche medizinische Datenbanken auf der Suche nach einer Antwort beziehungsweise Optionen für die Behandlung meines Patienten. Also ja, ich habe das in meinem Kopf. Ich denke an diesen Patienten und werde nicht ruhig, bis ich eine Lösung gefunden habe. Ich hoffe, dass dieser Aspekt nun keinen Grund zur Sorge, sondern einen Grund zur Beruhigung darstellt.

Was Patienten bewegt

In der Umfrage lautete die nächste Frage: **»Mit welchen Fragen beschäftigen Sie sich beziehungsweise würden Sie sich vor einer proktologischen Untersuchung beschäftigen?«**

Im Unterschied zur ersten Frage sind die Antworten und Kommentare zu dieser Frage etwas vielfältiger, sodass ich mich dafür entschieden habe, auf einzelne Beiträge einzugehen.

Rieche ich? Sieht irgendetwas unappetitlich aus? Kann ich »locker« lassen?

Auf eine ähnliche Frage wurde oben bereits eingegangen. Zusammenfassend kann ich mich nicht erinnern, einen Patienten aufgrund eines Körpergeruchs abstoßend empfunden zu haben. Jeder kann »locker« lassen. Das hängt jedoch damit zusammen, wie man sich als Patient oder Patientin angenommen fühlt. Im Kapitel »Die Proktologie« wurde dieses Thema zum Teil auch angesprochen.

Gehe ich zu einem Mann oder zu einer Frau?

Ich habe in den letzten Jahren die Erfahrung gemacht, dass es den meisten Patienten egal ist, ob sie von einem Proktologen oder einer Proktologin untersucht werden. Dennoch ist dieser Gedanke sehr berechtigt. Eine Kollegin von mir bietet eine sogenannte Pink-Proktologie an, also eine Sprechstunde für Frauen, die bei einer Proktologin Rat suchen. Das ist meiner Meinung nach eine hervorragende Option für Patientinnen, die nicht zu einem Proktologen gehen möchten.

Wie läuft es ab? Tut es weh?

Schmerzempfindung ist sehr individuell. Es kann also nicht pauschal gesagt werden, dass die proktologische Untersuchung nicht wehtut. Eine schmerzhafte Untersuchung kann mit einer Anspannung, also mit »Nicht-locker-lassen-Können« zusammenhängen.

Ein anderer Grund für Schmerzen während einer proktologischen Untersuchung ist die zugrunde liegende Krankheit, zum Beispiel bei einer akuten Analfissur. In der Regel ist die Untersuchung jedoch nicht schmerzhaft. Sollte dies jedoch der Fall sein, wird die Untersuchung abgebrochen oder kann in Narkose durchgeführt werden (siehe Kapitel »Die Proktologie«).

Was denkt sich der Arzt dabei? Muss ich mich schämen?

Der Arzt denkt an Ihre Beschwerden und an Möglichkeiten Ihnen zu helfen. Sie haben keinen Grund, sich zu schämen. Schämen Sie sich, zum Arzt zu gehen? Bestimmt nicht. Man sollte sich nie mit Schmerzen schämen, wegen eines kranken Organs (in diesem Fall ist es eben der Po) zum Arzt zu gehen.

Soll ich vorher abführen?

Vor einer proktologischen Untersuchung sollte der Darm leer sein. Das ist der Zweck des Abführens, und das ist sowohl daheim als auch in der Praxis möglich. Ich rate meinen Patienten nicht, daheim abzuführen, denn bis der- oder diejenige in die Sprechstunde kommt und untersucht wird, kann es sein, dass sich der Darm erneut mit Stuhl gefüllt hat. Es ist meiner Meinung nach sinnvoller, unmittelbar vor der Untersuchung abzuführen. Das sollte am besten in der Sprechstunde geschehen (siehe Kapitel »Die Proktologie«).

Habe ich eine gefährliche Krankheit?

Dies ist eine sehr berechtigte Frage. Zur Beantwortung dieser Frage muss man sich jedoch untersuchen lassen.

Wie schnell kann mir geholfen werden? Kommen die Beschwerden wieder, helfen die Medikamente wirklich?

Ihnen kann erst gezielt geholfen werden, wenn klar ist, was Ihre Beschwerden auslöst. Wie schnell eine Erleichterung eintritt, hängt von der Ursache der Beschwerden ab. Ihr Proktologe wird sicherlich keine Medikamente verordnen, wenn er nicht davon überzeugt ist, dass diese Ihnen helfen werden. Ob die Beschwerden wiederkommen können, hängt wiederum von der Diagnose und Art der Behandlung ab.

Wie findet die Untersuchung statt, mit »Gerätschaften« oder per Handabtastung?

Die proktologische Untersuchung mit ihren Methoden und den eventuell benötigten Instrumenten wird ausführlich im Kapitel »Die Proktologie« beschrieben.

Habe ich mich gründlich gewaschen?

Der Besuch beim Proktologen sollte wie ein Besuch bei jedem anderen Arzt gesehen werden. Da man sich nicht sonderlich für einen Besuch beim Hausarzt vorbereitet, sollte man dies auch nicht vor dem Aufsuchen eines Proktologen tun. Man sollte einfach das tun, womit man sich am wohlsten fühlt.

Was denkt der Proktologe wohl, obwohl er wahrscheinlich nichts denkt, weil es sein Beruf ist? Beim ersten Besuch habe ich mich auch gefragt, in welcher Position ich stehen oder sitzen werde, damit er da reinschauen kann …

Er denkt an nichts Besonderes, denn es ist sein Job. Er kann Sie auf einem proktologischen Stuhl oder auf einer Liege untersuchen (siehe Kapitel »Die Proktologie«).

Sieht es okay aus? Sind da viele Haare? Hoffentlich riecht es nicht …

Ein Po sieht aus, wie ein Po eben aussieht. Hier gibt es keine Kategorisierung. Auch Haare, die da hingehören, beeinflussen die proktologische Untersuchung nicht. Auf den Geruch wurde bereits weiter oben eingegangen.

Mir war es etwas unangenehm, dass eine Arzthelferin dabei war.

Bei der proktologischen Untersuchung braucht man immer einen Helfer beziehungsweise eine Helferin. In den meisten Fällen hat man einen Pfleger/eine Pflegerin oder eine Arzthelferin beziehungsweise einen Arzthelfer dabei. Die Geräte, die für die Untersuchung benötigt werden, müssen von jemandem gereicht und wieder abgenommen werden. Daher ist die aktive Mitwirkung eines Helfers unerlässlich. Nach meiner Erfahrung fühlen sich die meisten Patientinnen etwas erleichtert, wenn ein weiterer Mitarbeiter dabei ist. Diese Assistenten sind sehr gut geschult und können den Patienten oder die Patientin auch ganz hervorragend emotional auffangen. Ein Verzicht ist daher nicht sinnvoll. Ein anderer Aspekt ist der Eigenschutz. Wie schon sehr oft erwähnt, ist die Proktologie ein sehr intimes Fachgebiet. Manche Ärzte wurden schon mit bösen Beschuldigungen konfrontiert. Ich spreche von sexueller Nötigung. Eine Handlung kann sehr schnell als nicht angemessen interpretiert werden (vor allem wenn zu wenig kommuniziert wurde), und schon hat man als Arzt ein Problem. Es ist für den betroffenen Untersucher dann schwer, so einen Vorwurf zu widerlegen. Wenn jedoch eine weitere Person anwesend ist, lassen sich solche seltenen Situationen einfacher aufklären. Es gibt auch Fälle, dass Ärzte für solche Handlungen verurteilt wurden. Daher sollte die Anwesenheit einer dritten Person bei Untersuchungen positiv auch im Sinne der Patienten gesehen werden.

Sollte ich vorher noch duschen gehen und mich rasieren? Soll ich fragen, was ein Bleaching kostet? Sieht der Arzt gut aus und ist er sympathisch? (Das wäre schrecklich!) Kenne ich den Arzt oder besteht irgendwann, irgendwo die Möglichkeit, dass ich ihm privat begegne oder wir gemeinsame Bekannte haben?

Zu Teil eins der Fragen rate ich dazu, im Po-Bereich keine Rasur durchzuführen, da dies zum einen nicht notwendig ist und zum anderen eine Verletzungsgefahr mit bakterieller Infektion besteht, weil der Po-Bereich meistens von Bakterien besiedelt ist. Ein Bleaching halte ich für Ressourcenverschwendung und für völlig unnötig. Zu Teil zwei der Frage: Das Aussehen des Arztes sollte hier keine Rolle spielen. Aber machen Sie sich dennoch keine Sorgen, denn Sympathie schrumpft nicht mit Betrachtung des Po-Bereichs. Den Begriff »Sympathie« würde ich aus ärztlicher Sicht an dieser Stelle auch gerne durch Empathie ersetzen. Sich in den Patienten einzufühlen, also mitzufühlen, gehört zu den Eigenschaften eines guten Arztes. Zu Teil drei der Frage: Ich habe schon Freunde und Bekannte untersucht und wurde selbst von einem Freund untersucht. Dazu kann ich nur sagen, dass dies in beiden Fällen keinen Einfluss auf das zwischenmenschliche Verhältnis hatte.

Risiken und Komplikationen

Nach der Diagnosestellung wird Ihr Proktologe mit Ihnen die möglichen Behandlungen besprechen. Ich erläutere hierbei die Behandlungsoptionen mit Vor- und Nachteilen einschließlich der Heilungschancen, der Risiken und der Komplikationen. Die Aufklärung über mögliche Risiken und Komplikationen ist ein wichtiger Bestandteil eines Aufklärungsgesprächs, daher gehe ich davon aus, dass alle Ärzte dies auch tun.

Ärzte sind eh zu selten transparent und behandeln Patienten oft distanziert, unpersönlich, mit Fachsprache … so, als ob es die Menschen nichts anginge … oder nur bedingt! Fragen traut man sich also sowieso kaum, und wenn es um einen intimen Bereich geht, braucht es noch mehr Vertrauen als sonst. Wenn ich wenig oder nichts zu einer Armuntersuchung fragen würde, dann bestimmt erst recht nichts zu einer Po-Untersuchung. Als Patient möchte man Ängste genommen bekommen … wünscht Transparenz … will verstehen, was los ist und wie der Arzt vorgeht und warum … die Zeit oder das Interesse fehlt oft seitens der Ärzte … man bekommt, wenn man zu viel fragt, gegebenenfalls eine unfreundliche Ansage vom Arzt.

Diese Frage beziehungsweise dieser Kommentar hat mich sehr bewegt. Grundsätzlich entsteht im Rahmen einer ärztlichen Behandlung ein Vertrag. Dieser Behandlungsvertrag wird zwischen dem zu behandelnden Patienten und dem Arzt geschlossen. Also es entsteht eine Partnerschaft. Diese Partnerschaft enthält ein Mitsprache- und Entscheidungsrecht. Ihr Arzt darf und kann Sie nicht behandeln, wenn Sie der Behandlung nicht zustimmen. Um eine entsprechende Zustimmung erteilen zu können, brauchen Sie ausreichende Informationen. Diese Informationen erhalten Sie von Ihrem Arzt. Nehmen wir an, Sie möchten ein Möbelstück kaufen. Sie gehen ins Geschäft und informieren sich. Ein Berater zeigt Ihnen die Auswahl und hebt dabei die Besonderheiten der einzelnen Stücke hervor. Sie lassen sich besondere Funktionen (die Sie bis dato nicht kannten) zeigen und treffen dann eine bewusste Entscheidung für das eine oder gegen das andere Möbelstück. Beim Proktologen ist es ähnlich. Sie suchen den Proktologen mit Beschwerden auf. Eine Diagnose wird gestellt und Behandlungsoptionen werden aufgezeigt. Spätestens jetzt muss klar sein, was man hat und was für Behandlungsmöglichkeiten zur Verfügung stehen. Genauso, wie man nach bestimmten Funktionen eines Möbelstücks nachfragt, sollte man nach einer Erläuterung der Fachwörter verlangen. Man sollte nur dann einer Behandlung zustimmen, wenn man verstanden hat, worum es geht, wie die Behandlung abläuft und welche möglichen Risiken und Komplikationen dabei entstehen können. An dieser Stelle verweise ich auf das Kapitel »Die Proktologie«. Mein Rat: Wenn Sie sich nicht gut aufgeboben fühlen, suchen Sie sich einen anderen Arzt.

Anhang

Dank

Ich möchte mich bei allen, die mich bei meinem Buch unterstützt haben, bedanken.

Dazu beginne ich mit Freunden und Familie, die entweder das ganze Manuskript gelesen haben oder mir mit Ratschlägen und Tipps rund um das Buch zur Seite standen. Meine Schwiegermutter Ilse, immer wieder hole ich Dich bei meinen Projekten ins Boot, weil es einfach großartig ist, wie schnell Du liest, dabei Fehler findest und auf Satzstellungen aufmerksam machst. Meine Zieheltern Wolfgang und Ruthild für die vielen kleinen Veränderungen und das mühsame einscannen eurer Korrekturen. Meinen lieben Nachbarn Axel und Renata für eure immer tollen Ratschläge zu so vielen Lebenslagen und Gedanken zu dem Buch. Ganz wichtig ist für mich auch unser Freund Roland Bischoff und seine wunderbare Frau Elke für die vielen immer guten Gedankenaustausche. Und hier schließt sich auch direkt der Dank für Ibaf und Eva an. Ihr habt mich auf eine super Idee gebracht, woraus so ein wichtiges Kapitel entstand. Meinem ständigen Wegbegleiter Sebastian Weber möchte ich ganz herzlich für die kritischen Bewertungen und die offene Kommunikation bei unserem häufigen Austausch zu meinen Arbeiten danken. Meinen Kindern Tracy, Tyrese und Ruby möchte ich danken, dass ihr die tollsten Kinder seid, die sich ein Vater nur wünschen kann. Dir, liebe Tracy, muss ich besonders danken, dass Du als die Älteste uns so großartig mit unterstützt. Last, but not least möchte ich meiner wundervollen Ehefrau Silvia für ihren unermüdlichen Einsatz und ihre volle Unterstützung bei all meinen Projekten danken. Auch hier hast Du mir wieder gezeigt, dass wir ein starkes Team sind, und zusammen schaffen wir alles, was wir uns vornehmen.

Außerdem möchte ich Frau Elisabeth Schwierz für die grandiosen Zeichnungen danken. Sie haben immer direkt gewusst, wie die Abbildungen aussehen sollen, und haben es perfekt umgesetzt. Einige Abbildungen verdanke ich dem Unternehmen Kreussler Pharma. Vielen Dank für die Unterstützung.

Danken möchte ich aber nun auch den Menschen, die nach der Fertigstellung des Manuskripts dazukamen. Allen voran dem Redakteur Andrei-Sorin Teusianu, der mir vom ersten persönlichen Kontakt an das Gefühl gegeben hat, verstanden zu haben, wie wichtig mir das Buch ist, und sich der Sache so wunderbar angenommen hat. Auch der Programmleiter Harald Kämmerer hat mir bei unserer ersten Begegnung so wertschätzend seine Begeisterung für dieses Buch zum Ausdruck gebracht. Einen besonderen Dank möchte ich auch an Martin Stiefenhofer für sein hervorragendes und wertvolles Lektorat aussprechen. Mein Dank gilt auch allen anderen Beteiligten, der Random House Gruppe, die sich mit Angelegenheiten rund um dieses Buch beschäftigt haben.

Dir, lieber Jürgen Pelka, möchte ich für Deine wertvollen freundschaftlichen und professionellen Ratschläge, die das Ganze zum Abschluss gebracht haben, danken.

Unbedingt erwähnen möchte ich auch meine vielen Patienten und Patientinnen, die ich begleiten darf oder durfte. Die sich vertrauensvoll an mich gewandt und die letztendlich zu der Idee dieses Buches geführt haben.

Die Veröffentlichung eines Buchs geschieht nicht allein durch einen Autor. Das Ganze ist ein Paket, und ihr alle gehört mit zu diesem Paket – dafür danke ich euch!

Priv.-Doz. Dr. Peter Ambe Hürth,
im April 2019

Glossar – Begriffserklärungen

Abszess: Eiteransammlung in einer anatomisch nicht vorhandenen Höhle

Adenom (Polyp): Schleimhautverwölbung

Adenom-Karzinom-Sequenz: Reihenfolge an Veränderungen, bei der aus Vorstufen (Adenomen) der Krebs (Karzinom) entsteht

American Association of Enterostomal Therapists: amerikanische Gesellschaft der Stomatherapeuten

Analendosonografie: anale Ultraschalluntersuchung

Analfissur: Schleimhautriss

Analmanometrie: Druckmessung des Schließmuskels mittels einer Sonde

Analprolaps: ausgeprägte Form der Hämorrhoiden, Grad IV

Anastomose: neue Darmverbindung

Anastomoseninsuffizienz (Anastomosenleckage): Undichtigkeit der Darmverbindung

Anus praeter (Kurzform von Anus praeternaturalis): Darmstoma

Aspiration: Erbrochenes gelangt in die Atemwege

Autoimmunerkrankung: wenn der Körper vom eigenen Immunsystem angegriffen wird

Back-Wash-Ileitis: Entzündung des terminalen Ileums im Rahmen der Pancolitis

Biofeedback: Methode zur Überwachung des Beckenbodentrainings

Biopsien: Gewebeproben

Colitis: Entzündung des Dickdarms

Colitis indeterminata: eine Subgruppe der chronisch-entzündlichen-Darmerkrankungen

Colitis ulcerosa: eine von drei Diagnosen der chronisch-entzündlichen Darmerkrankungen

Computertomografie: radiologisches Verfahren mit einer hochauflösenden Bildgebung

Condylomata acuminata: Feig- oder Feuchtwarze

Condylomata lata: Syphilis

Damm: Bereich zwischen Scheide und After

Dammriss: geburtshilfliche Verletzung des Damms

Darmdekompression: Ablassen der Luft aus dem Darm

Darmflora: Zusammensetzung aus Mikroorganismen im Darm, die vor allem aus Bakterien besteht

Defäkografie: radiologische Methode zur Untersuchung des Defäkationsaktes

Deutsche ILCO e. V.: Stoma- Selbsthilfeorganisation; der Name ILCO wird aus den Anfangsbuchstaben von Ileum (Dünndarm) und Colon (Dickdarm) gebildet

Diabetes: Zuckerkrankheit

Endoskopie: Magen- und Darmspiegelung

Endosonografie: Ultraschalluntersuchung des Enddarms und des Schließmuskels

extraintestinal: außerhalb des Darms

Fadendrainage: Behandlungsmethode bei der Fistelversorgung, bei der die Wundflüssigkeit über einen Faden abgeleitet wird

FAP – Familiäre Adenomatöse Polyposis: genetische Krankheit, welche zu Darmkrebs führt

Fissurektomie: Therapieoption der chronischen Analfissur

Fistel: ein nicht natürlicher Gang zwischen zwei Hohlräumen oder zwischen einem Hohlraum und der Außenumgebung

Fistelfiller: Methode bei der Fistelversorgung, bei der der Fistelkanal mit meist kollagenhaltigem Material gefüllt wird

Fistel-Plugs: Methode zur Fistelversorgung, bei der der Fistelkanal mittels eines Kunststoffpfropfens verstopft wird

Gastroenterologen: Internisten mit Spezialisierung für Magen-Darm-Krankheiten

Grazilis: ein Muskel im Bereich des Oberschenkels

Gummibandligatur: nicht chirurgische Behandlungsmethode der Hämorrhoiden, bei der die Gefäße mit einem Gummiband abgebunden werden

Hämorrhoidalarterie: zu den Hämorrhoiden zuführendes Blutgefäß

Hämorrhoidalleiden: krankhafte Veränderungen der Hämorrhoiden

harter Schanker: eine Form der Syphilis; hartes Geschwür

Hinton-Test: radiologische Methode zur Untersuchung der Darmpassage

Human Papilloma Virus (menschlicher Papillomvirus): ein Virus der durch sexuelle Aktivität übertragen werden kann

Hypertrophe Analpapille: eine wulstige Narbe an der Schleimhaut bei chronischer Analfissur

Hypothyreose: Schilddrüsenunterfunktion

Ileo-Pouch-Anal-Anastomose: Darmverbindung zwischen einem Dünndarmreservoir und dem Schließmuskel

Ileostomie: künstlicher Dünndarmausgang

Infektiologe: Spezialist für Infektionskrankheiten

Inkontinenz: Harn oder Stuhl kann nicht mehr gehalten werden

intersphinktäre Fistel: nicht natürlicher Gang zwischen dem äußeren und dem inneren Schließmuskel

Karzinom: Krebs

Kernspindefäkografie: radiologische Methode zur Untersuchung des Defäkationsaktes mittels Kernspin

Kernspintomografie: radiologisches Verfahren mit einer hohen Auflösung der Bildwiedergabe für Weichteile ohne Strahlenbelastung

kleine Hafenrundfahrt: rektale Untersuchung

Kock-Pouch: ein kontinentes Dünndarmreservoir

Kolonografie; radiologische Vorsorgeuntersuchung mittels CT (Computertomografie mit Röntgenstrahlen) oder MRT (Magnetresonanztomografie beziehungsweise Kernspinuntersuchung)

Koloproktologie: ein Spezialgebiet, das sich mit der Chirurgie des Darms und der Proktologie beschäftigt

Koloskopie: Darmspiegelung

Kondylomen: Warzen

Kontinenz: Gegenteil von Inkontinenz; die Fähigkeit, Stuhl und Harn zu halten

Lynch Syndrom: genetische Krankheit, welche zu Krebs an unterschiedlichen Organen führt

Manifestation: in der Medizin das Sichtbarwerden einer Krankheit

Mastdarmvorfall (Rektumprolaps): die Schleimhaut des Enddarms fällt aus dem Po heraus

Megacolon: ausgedehnte Erweiterung des Dickdarms

minimalinvasiv: operativer Eingriff mit geringen Gewebsverletzungen; auch »Schlüssellochchiurgie« genannt

Morbus Crohn: eine von drei Diagnosen der chronisch-entzündlichen Darmerkrankungen

Mortalitätsrisiko: Sterblichkeitsrisiko

Mutation: krankhafte Veränderung des Erbguts

Nassrasur: operative Technik zur Entfernung von Feigwarzen

Neurolues: auch Neurosyphilis, eine Art der Syphilis mit Beteiligung des Nervensystems

Neurosyphilis (Neurolues): eine Art der Syphilis mit Beteiligung des Nervensystems

Obstipation: Verstopfung

Östrogen: weibliches Geschlechtshormon

Outlet-Obstruktion: Verstopfung des Analausgangs

Pancolitis: schwere Form der Colitis ulcerosa, hierbei ist die komplette Dickdarmschleimhaut betroffen

parastomale Hernie: Bruch der Bauchdecke an der Stelle, an der das Stoma endet

Penetration: das Durchdringen in benachbarte Strukturen

perianale Venenthrombosen: schmerzhafte Schwellung mit einem Blutgerinnsel am After

perianaler Abszess (periproktitischer Abszess): Abszess in der Aftergegend

Peristaltik: Darmtätigkeit

Peritonitis: Bauchfellentzündung

Polyp (Adenom): Schleimhautüberwucherung

Pouch: Reservoir aus einem Teil des Darms

primär sklerosierende Cholangitis: Gelbsucht durch Verengung der Gallenwege im Rahmen der chronisch-entzündlichen Darmerkrankung

Prädisposition: Veranlagung, Neigung

Progesteron: weibliches Geschlechtshormon

Proktokolektomie: komplette Entfernung des Dick- und Enddarms

Proktologiehosen: kurze Hose, die zwischen den Beinen eine Öffnung für die proktologische Untersuchung hat

Proktologiestuhl: proktologischer Untersuchungsstuhl ähnlich dem gynäkologischen Stuhl

prolabierende Hämorrhoiden: herausfallende Hämorrhoiden

Rektoskop: kleines Gerät zur Enddarmspielgelung

Rektoskopie: Enddarmspiegelung

Rektozele: Vorwölbung des Mastdarms in die Scheide

Rektumprolaps (Mastdarmvorfall): die Schleimhaut des Enddarms fällt aus dem Po heraus

Remissionen: beschwerdefreie Krankheitsphase

Sakralnerven: befinden sich in den Nervenkanälen im Bereich des Sitzbeins

Sakralnervenstimulation: Stimulation der Nerven im Sitzbein zur Behandlung von Obstipation und Inkontinenz

Schlüssellochchirurgie: operativer Eingriff mit geringen Gewebsverletzungen, auch »minimalinvasiv« genannt

Sensitivität: Empfindlichkeit, Wahrnehmungsfähigkeit

Serosa: äußere Schicht der Darmwand

Sigma: Teil des Dickdarms (Kolon/Grimmdarm)

Sigma elongatum: zu langer Sigma-Darmabschnitt

Spezifität: auf ein bestimmtes Merkmal ausgerichtete Wahrnehmungsfähigkeit

Spinalanästhesie: Rückenmarksnarkose

Sphincter Repair: chirurgische Reparatur des Schließmuskels

Sphinkter ani externus: äußerer Schließmuskel

Sphinkter ani internus: innerer Schließmuskel

Sphinkterektomie: Einschneiden des Schließmuskels

Sphinktertonus: Scahließmuskeldruck

Stapler-Hämorrhoidopexie: Teilschneideverfahren zur Verkleinerung der Hämorrhoiden

Stenosen: Verengungen

Stoma: chirurgisch hergestellte Hohlorganöffnung auf der Körperoberfläche

Stomaartikel: Produkte zur Versorgung eines Stomas

Stomaprolaps: die Auswölbung des Darms nach draußen aus dem Stoma

Stuhltest: Art der Darmkrebsvorsorge

submuköse Fistel: nicht natürlicher Gang beginnend in der Schleimhaut des Analkanals, zieht sich unter die Schleimhaut durch und endet auf der Haut, ohne tiefere Schichten zu betreffen

Syphilis (Condylomata lata): Geschlechtskrankheit

terminale Ileitis: Entzündung des Dünndarmendstücks

terminales Ileum: Endstück des Dünndarms

Testosteron: männliches Geschlechtshormon

Tibialnerv: Nerv, der in der Innenseite des Beins und des Fußes verläuft

Tibialnervenstimulation: Stimulation der Nerven an der Innenseite des Fußes/des Beins zur Behandlung von Inkontinenz

transanale Resektion: Entfernung des überschüssigen und herausfallenden Darms durch den After

transsphinktäre Fistel: nicht natürlicher Gang, der durch den Schließmuskel geht

Treponema pallidum: Bakterium; Auslöser für Syphilis

Tumormarker: Substanzen, die von Krebszellen gebildet werden und mit Tests nachweisbar sind

Urostomata: künstliche Harnableitung

Vena-Cava-Kompressionssyndrom: Kreislaufstörung bei Schwangeren durch Druck auf die untere Hohlvene

Viszeralchirurgie: Bauch- und Eingeweidechirurgie

Vorpfostenfalte: verdickte Schleimhautfalte bei chronischer Analfissur

Ausgewählte Literatur

Ambe, Peter C., Stefan Jansen, Hubert Zirngibl. »New trend in colorectal cancer in Germany: are young patients at increased risk for advanced colorectal cancer?« *World journal of surgical oncology*, 15.1 (2017): 159.

Ambe, Peter et al. »Double-stapled transanal rectotomy (STARR procedure) for obstructed defecation syndrome seems to have a low degree of acceptance amongst older surgeons.« *International journal of colorectal disease*, 25.7 (2010): 915–915.

Ambe, Peter C. Dirk R. Wassenberg. »Proctitis after stapled hemorrhoidopexy is an underestimated complication of a widely used surgical procedure: a retrospective observational cohort study in 129 patients.« *Patient safety in surgery*, 9.1 (2015): 36.

Bönicke L, Karsten E, Zirngibl H, **Ambe P.** »Prediktive Faktoren und Follow-up nach plastischem Verschluss von Analfisteln d. Advancement-Flap.« *Zeitschrift für Gastroenterologie*, 54.08 (2016): KV001.

Ambe, P. et al. »Das obstruktive Defäkationssyndrom–chirurgische Behandlungskonzepte.« *DMW-Deutsche Medizinische Wochenschrift*, 136.12 (2011): 586–590.

Ambe, P. C. G. Möslein. »Ileoanal pouch.« *Coloproctology*, 40.2 (2018): 130–135.

Ambe, Peter C. et al. »Intestinal Ostomy: Classification, Indications, Ostomy Care and Complication Management.« *Deutsches Ärzteblatt International*, 115.11 (2018): 182.

Boenicke, L., Karsten, E., Zirngibl, H., **Ambe, P.** (2017). »Advancement Flap for Treatment of Complex Cryptoglandular Anal Fistula: Prediction of Therapy Success or Failure Using Anamnestic and Clinical Parameters.« *World journal of surgery*, *41* (9), 2395–2400.

Ambe, Peter C. »Virtual Colonoscopy as a Helpful Adjunct in Clinical Decision-Making Following Incomplete Endoscopic Evaluation for Stenotic Colonic Processes.« *EC Gastroenterology and Digestive System* 5 (2018): 503–510.

Impressum

1. Auflage 2020

Projektleitung
Andrei-Sorin Teusianu

Redaktion
Martin Stiefenhofer

Korrektorat
Susanne Schneider

Satz/DTP
Christoph Dirkes, Neuenkirchen
4cSONS mediendesign
www.4cSONS.de

Umschlagsgestaltung
Vera Schlachter, München (www.veruschkamia.de), unter Verwendung einer Abbildung von shutterstock/Naruethep

Herstellung
Marleen Janzen
Verlagsgruppe Random House
FSC® N001967

Bildnachweis
Illustrationen: Elisabeth Schwierz, mit Ausnahme von:
Peter Ambe: Abb. 8, Abb. 9, Abb. 10, Abb. 21; Kreussler Pharma: Abb. 2, Abb. 4, Abb. 5, Abb. 6
Icons: AdobeStock (HappyArt)

Das Zitat auf Seite 2 wurde gedruckt mit freundlicher Genehmigung des C. H. Beck Verlages.

FSC www.fsc.org MIX Papier aus verantwortungsvollen Quellen FSC® C021956

Druck und Bindung
Alcione Litotipografia S. r. l., Lavis

Printed in Italy

ISBN 978-3-517-09868-5